U0076459

大齡女子也能打造好孕體質

中醫師當妳的神隊友，難孕、不孕體質輕鬆調！

谷裕一郎·著
蕭辰倢·譯

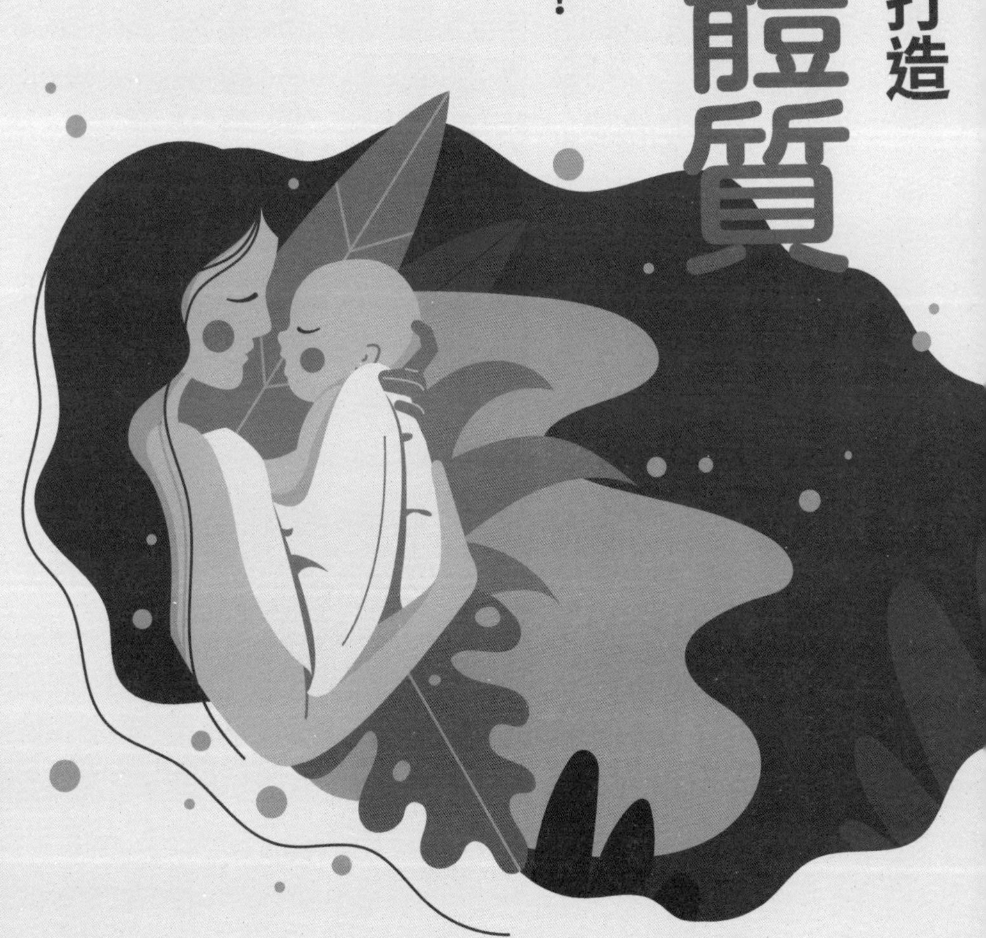

前言

別輕信「這樣做應該有幫助」的傳言，要執行「適合自己」的懷孕計畫

我長年提供不孕的中醫諮詢服務，在這一路上感受到，許多苦於不孕的人皆是富有耐心、願意努力之人。

注重健康、忍受打針和檢查的疼痛、煞費苦心地籌措費用、在工作和家務的空檔往返醫院，還得去做瑜伽和針灸。心裡想著「不知道還有沒有更容易懷孕的方法呢？」，因而收集網路、書籍、朋友所說的資訊等，感覺可行就投入其中……。有許許多多的人，早已持續這般努力不知幾年了。

承受著家人的期待，有時會因為某些人不夠體諒的話語而感到受傷，與此同時仍不斷努力受孕，我認為這番精神很了不起。

另一方面，初次接受不孕中醫諮詢的人，有時已經使用了太多的營養品和健康療法，困擾著不曉得該如何取捨才好。

有些人是覺得「這樣做應該有幫助」而開始實行，結果感覺不出實際效果，卻仍持續為之；也有些人會向懷孕過的朋友打聽，或從社群軟體、部落格找出陌生人所推薦「應該不錯」的東西，接連不斷地掏錢買下去。

當今世間充滿著各種資訊，關於不孕，坊間偏方亦多如繁星。當然，這當中某些東西確實有效，不過由於時間和金錢有限，終究無法逐一嘗試。

再者，計畫懷孕並不是「嘗試越多就越有保證」。也有一些中藥和營養品等，吃多了甚至會產生惡劣影響。倘若適合妳的體質，或許能助妳進入容易受孕的狀態；但若不適合，亦可能對身體產生不良影響。

「有時出發點是好的，到頭來卻引發負面效果。」這是我長年進行不孕治療的實際體會。

最重要的是，該如何選擇做法並持之以恆。本書將從中醫學觀點出發，探討該如何制訂最有益的懷孕計畫，以及為此所需的知識和訣竅。

不孕治療和中醫學，原本就相當複雜，大家或許會覺得有些困難。不過，我會盡可能寫得淺顯易懂，幫助大家從今天就能開始實踐。還請一路讀到最後。

第1章 渴望寶寶的妳，有一些必知事項

第2章

從基礎體溫判別妳的懷孕體質

第3章

認識中醫裡的「體質」，提升懷孕能力

第4章

「養生法」助妳成爲易受孕體質

第5章

找到適合自己的懷孕計畫

第6章 造成不孕的疾病與治療方式

第1章

渴望寶寶的妳，有一些必知事項

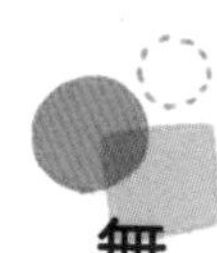

無法懷孕的最大因素不在「年齡」

有些人雖然「想早點生小孩」，但求子多年未果；有些人覺得「小孩之後再生也無妨」，卻懷上了寶寶。拚命計畫懷孕仍未如願的人，跟不費吹灰之力就有孩子的人，究竟有什麼差異？

如同本書書名提及了「大齡」，相信很多人都會率先想到「年齡」因素。隨著年歲增加，確實會比較難受孕，但我認為年紀增長並不是最大因素。就我長年從事中醫不孕治療的經驗而言，與其說35歲是能否懷孕的分水嶺，不如說這是懷孕所需的卵巢機能開始出現個體差異的時期，同時也是膚質開始「走下坡」的階段。**許多人還不至於感到衰老，但是否有從這個時期開始養生，將會影響隨後38歲、40歲或年紀更大時能否懷孕。**

既然原因不在年齡，那又是什麼呢？我認為**能懷孕跟無法懷孕的人，最大的差異在於「體質」**。當然，能否懷孕也取決於荷爾蒙數值、婦科疾病等西洋醫學上的因素，但還是有大量的人明明看西醫找不出問題，卻苦於遲遲不孕。**若能根據中醫學探詢不孕的起因，這些人將會發現自己具有難以受孕的體質。**大家或許會覺得：「既然是體質因素，那也只能放棄了吧？」其實並非如此。**若能經過適當處置，「不易受孕的體質」多半能逐漸轉變成「易受孕體質」。**

在這本書當中，包括何謂易受孕體質、探索自身不易懷孕體質及不孕原因的方式，以及改善這些狀況的途徑等，我會根據長年以來的經驗向大家介紹**安全而踏實的「懷孕體質」打造法。**

別像無頭蒼蠅盲目行動，請執行適合自己的懷孕計畫

治療不孕所耗費的時間超乎想像，因此感到焦慮；想轉換心情而停止治療，算好行房時機，結果生理期卻來了，導致情緒更加低落；聽見別人宣布有喜，但無法打從心底感到開心，想著為何只有自己懷不了孩子，頓時悲從中來……。許多有著這類思緒、無處宣洩的人，都會來到我們漢方藥局看診。

認真看待不孕治療的人，情緒多多少少都容易搖擺。將這件事情看得越重，自然越會時喜時憂、心神不寧。

不過，**在焦急、迷惘、心亂如麻的時候，判斷能力通常會變差。**為此，這時所選擇的營養品、健康療法，就我的經驗看來，反倒經常無助於當事人的不孕治療。

就算某項營養品及健康療法具有特定效用，曾讓別人成功懷孕，也未必就能助妳好孕。這是因為**妳的體質跟別人並不相同，適合某人的做法有可能並不適合妳。**

「不過，為了能夠盡早懷孕，哪怕只有一絲可能也想去試試看。」我可以想像大家會有這樣的心聲。碰到能夠嘗試的助孕法，自然會想不遺餘力地逐一體驗。

舉例而言，在嘗試號稱能幫助受孕的食物或健康療法時，首先最重要的，是必須**思考「這是我現在需要的嗎？」、「這適合我的體質嗎？」。**為此就有必要充分瞭解自己的身體，而最起碼的懷孕相關知識同樣不可或缺。在這一章中，我將會依序談論想站上不孕治療的起跑點所該先行瞭解的各種事項。

計畫懷孕的第一步，是瞭解自己的「懷孕能力」

妳瞭解現在自己的身體處於何種狀態嗎？對於自己的生理週期、基礎體溫、卵子品質、排卵狀態、女性荷爾蒙數值等，妳是否有一定程度的掌握？**要踏出計畫懷孕的第一步，我希望妳能先盡量詳盡瞭解自己的身體狀態。**話雖如此，讓人意外的是，為受孕做著各類嘗試的人當中，仍有不少人其實不曾做過詳細的不孕檢查。

在這裡，請容我分享一個故事。有一位到我們漢方藥局看診的客人，原本曾經往返婦產科，持續施行計算黃金受孕期的方法。她在那間醫院未做精密檢查，因此沒發現任何問題。其後過了將近2年，她仍然無法懷孕，便轉診到專治不孕的醫院。接受檢查後才發現，原來她的兩邊輸卵管都阻塞了。醫師宣告「除了體外受精，沒有其他方式能夠懷孕」，使她承受相當大的打擊。如果最初有做詳細的檢查，得知自己不可能自然懷孕，那也就不必白白浪費這2年歲月和治療費用了。

特別是那些沒出現自覺症狀的人，接受不孕檢查有時能夠找出問題，大幅左右其後的治療成效。盡早瞭解原因就能適切地處置，不必浪費時間和金錢，得以用最短的距離邁向懷孕的最終目標。

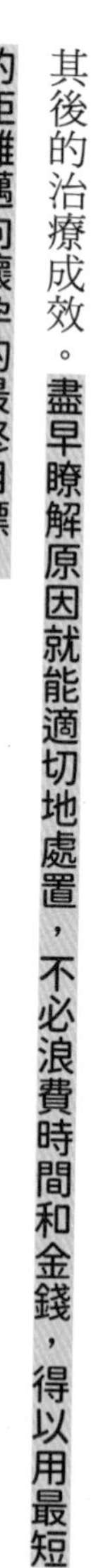

當然，接受檢查不一定就能找出原因。縱然如此，若妳希望能夠懷孕，建議還是盡早在醫院接受不孕檢查。

而另一個關鍵是基礎體溫。觀察基礎體溫，就能看出一個人在中醫學上屬於易受孕或不易受孕的體質。就算在醫院找不出不孕的起因，實際上仍有許多人透過觀察基礎體溫，瞭解了中醫學上造成不孕體質的原因所在，並透過中藥、養生法予以改善，進而成功懷孕。為此，我很推薦大家記錄基礎體溫。詳細做法將在第2章說明。

計畫懷孕，男性的不孕檢查亦不可少

跟瞭解自己身體狀況同等重要的，是盡早確認男性伴侶的不孕因素。WHO（世界衛生組織）針對不孕症伴侶不孕因素所做的調查顯示，不孕因素僅在男性或男女皆具的情形，共計占去全體將近一半的比例。

相較於過去，願意為不孕治療付出一份心力的男性已有增加，在我們漢方藥局，夫妻二人一同前來諮詢、一起吃中藥改善體質的案例也已不再罕見。另一方面，其實仍有不少男性雖然會接送太太前往醫院，自己卻不曾在醫院接受檢查，甚至根本不願踏進醫院。我通常會建議此事最好由夫妻雙方共同討論，但家家有本難念的經。

倘若男性對上醫院不感興趣，女性仍有在醫院接受「性交後試驗」的選項。所謂性交後試驗，是指在排卵期性交，並於當天或隔天採集女性的分泌物（子宮頸黏液），檢查之中是否含有精子。這項檢查的原始目的是用來調查當中是否含有抗精子抗體（會阻礙精子活動的抗體），但也可以間接得知男性精子數量及其運動能力的好壞。實際上也曾有案例是在性交後試驗發現精子有問題，使原本態度消極的男性轉而願意接受精液檢查。

另外，除了不孕檢查之外，仍有一些事項必須由兩人攜手一同面對。諸如**該施行何種不孕治療、前往哪間醫院、工作和家務時間的安排、治療費用等，都是雙方應該討論的事項。**假使男性能夠接受不孕檢查，或許就會是個好的開始，使男性也能將此事視為己任。

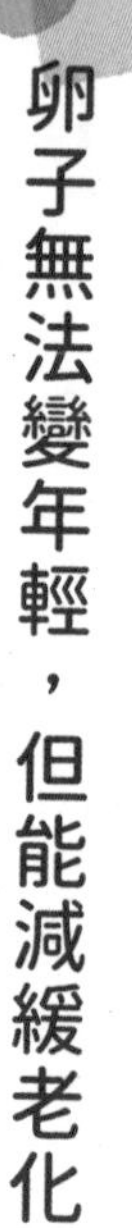

卵子無法變年輕，但能減緩老化

妳知道嗎？在妳卵巢中的卵子，幾乎與妳同齡。有在持續做不孕治療的人，對此可能相當熟悉，但造訪我們漢方藥局的客人之中，也有不少人不明就裡。

身體裡絕大部分的細胞都會反覆進行新陳代謝，同時日日打造全新的細胞。其速度會隨年齡增加而變慢，但不至於停止製造新細胞。男性的精子也是一樣，即使上了年紀，仍然會每天製造。

另一方面，女性則是從一出生時，卵巢裡就已經裝載了數百萬個卵泡（卵子的囊，亦稱濾泡），這些東西並不會再次新增。換句話說，**女性卵泡的數量終其一生都只會減少，不會增加。**

這個事實告訴我們2件事情。第一件事情是，**卵泡會隨著年齡增加不停減少。**失去的卵泡，不論藉由西洋醫學或東洋醫學，都無法予以增加。不孕治療之所以存在時限，原因就出在這裡。

另一件事情則是，由於卵泡從出生時就已經存在，因此**隨著年紀增加，卵子的老化亦無從避免。**卵子老化意味著品質變差，因此一般來說，年齡越大受孕率就越低、流產率就越高。

以肌肉為例，只要用心保健，就能相對地保持年輕。然而無論是外表年輕體壯，或是過著健康生活的人，其卵子都不可能再變得比當下還要年輕。關於卵子的老化逆轉，全球正做著形形色色的研究，但在目前的醫療技術之下，要讓時針倒轉實乃天方夜譚。

「看來人在年過35之後，就很難如願懷孕了吧？」大家或許會這樣想，但事實並非如此。卵泡在年齡增長的過程中變少，雖是無計可施，但我認為**透過服用中藥和改善體質（養生），仍能一定程度減緩卵子的老化。**

事實上，在醫院的檢查結果當中，也顯示出這樣的情形。用來呈現卵子狀態的數值，包括卵子庫存量的指標抗穆勒氏管荷爾蒙（ＡＭＨ），以及代表卵巢功能的濾泡刺激素（ＦＳＨ）。抗穆勒氏管荷爾蒙就算吃了中藥，也幾乎不見變化。另一方面，濾泡刺激素則可能因中藥而出現起色。當卵巢功能變差，濾泡刺激素的數值就會攀升，但有許多個案在吃了合乎體質的中藥後，數年之內都維持在降低的狀態。換言之，吃中藥可望能夠減緩卵巢機能的下降。

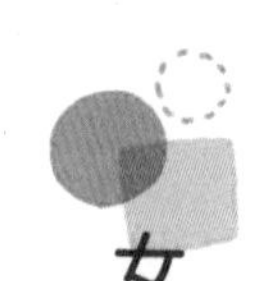

女性荷爾蒙的功能和懷孕機制

除了卵子問題，我還希望大家重新認知女性荷爾蒙及懷孕的機制。在這些要素都正常運作的狀態下，就叫做「易受孕」。

首先，在「濾泡期」大腦會分泌濾泡刺激素（FSH）來促進卵泡的成熟，接著卵巢會分泌雌激素（Estrogen）。等到卵泡充分發育、雌激素分泌夠多後，則會一口氣增加黃體刺激素（LH）的分泌，**使卵泡排卵、釋放出1顆（或2顆）卵子。**

排卵後的卵子，若碰到精子進入內部，便會發生受精。受精卵會一邊成長，一邊朝著子宮前進，然後停駐於子宮內膜。這就是**著床**，懷孕的第一步。

而另一方面，排卵完畢的卵泡則會變化成「黃體」，並且分泌出黃體素（Progesterone）。黃體素**會維持子宮內膜的厚度，是能拉升基礎體溫的荷爾蒙。**

荷爾蒙週期、從排卵到著床

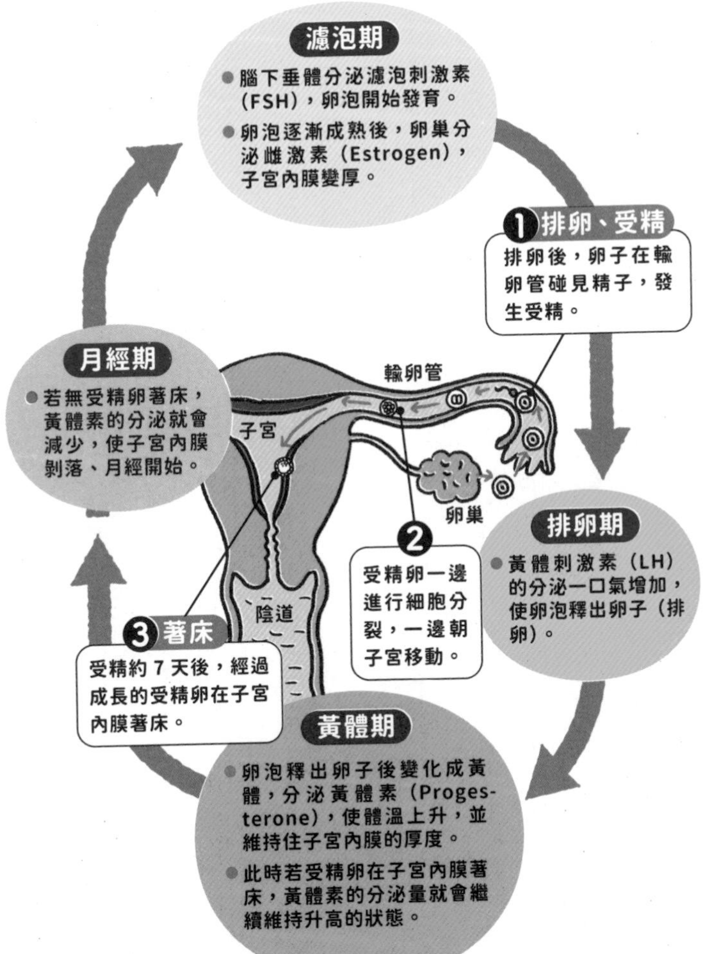

濾泡期

- 腦下垂體分泌濾泡刺激素（FSH），卵泡開始發育。
- 卵泡逐漸成熟後，卵巢分泌雌激素（Estrogen），子宮內膜變厚。

❶排卵、受精

排卵後，卵子在輸卵管碰見精子，發生受精。

輸卵管

子宮

卵巢

排卵期

- 黃體刺激素（LH）的分泌一口氣增加，使卵泡釋出卵子（排卵）。

❷

受精卵一邊進行細胞分裂，一邊朝子宮移動。

陰道

❸著床

受精約 7 天後，經過成長的受精卵在子宮內膜著床。

黃體期

- 卵泡釋出卵子後變化成黃體，分泌黃體素（Progesterone），使體溫上升，並維持住子宮內膜的厚度。
- 此時若受精卵在子宮內膜著床，黃體素的分泌量就會繼續維持升高的狀態。

月經期

- 若無受精卵著床，黃體素的分泌就會減少，使子宮內膜剝落、月經開始。

若受精卵在子宮內膜著床，黃體素的分泌量會維持升高的狀態；若未發生著床，黃體素則會減少，開始進入生理期。

上述階段缺少任何一個步驟，懷孕就無法成立。事實上，包括無法排卵、精子無法進入卵子等，排卵和受精的過程裡，會發生各式各樣的麻煩事。況且排卵每年僅會發生12～13次，所以懷孕其實並不算是「理所當然的」，而不孕也並非「不同於尋常」。

接受合理的不孕治療，靠中藥來延長可受孕期

我前面提過，中醫有時能幫助一個人轉變為易受孕體質，但吃中藥會使身體產生何種變化呢？首先在大部分情況下，自覺症狀將會漸趨改善。舉例而言，諸如末梢冰冷、水腫、易疲勞獲得改善；縮短的生理期天數和週期回復到近乎以往的長度；變少的經血量得以回升；不正常出血、生理痛、經前症候群有所好轉等。雖然未必每個人都能實際有感，但服用合乎體質的中藥，症狀經常可以改善。

體質改善、症狀逐步減輕之後，就會更容易受孕。當然，即便體質和症狀好轉，也無法阻止卵子的減少和老化。

姑且用滑翔翼來比喻女性的懷孕能力。滑翔翼升空後，如果一切正常，在向上的空氣阻力及重力的平衡之下，會徐徐下降。假使此時出現了上升氣流，就會使滑翔翼暫時乘風高飛，飛行距離也將相對地拉長。**卵子不會重返年輕，但可受孕期卻能延長。**

中醫可以暫時性地增進卵巢和子宮的運作，使滑翔翼（懷孕能力）的下降速度變慢，從而延長能夠受孕的時間。

若不孕症患者在計畫懷孕時未採行中醫治療，如同次頁圖中的灰線所示，卵巢機能將會隨時間逐步衰退。另一方面，如果能施以正確的中醫治療，雖然僅僅是暫時性的，但卵巢機能能夠獲得提升，比起什麼都不做，可受孕期將會變得更長。這是許多人透過中醫治療不孕症所獲得的結果，是我親身見證的。

若能藉助中醫延長可受孕期，成功懷孕的機會就會相對增加。此外，除了自覺症狀，包括荷爾蒙數值、受精卵等級也經常出現改善等變化，這亦能有效支持在西醫專科醫院所接受的治療。

行中醫治療與未行中醫治療的大致情形

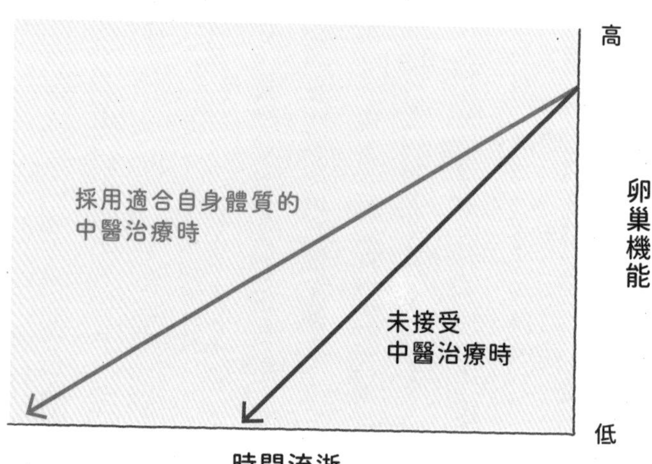

擁有以下煩惱的人，中醫尤其值得一試。

- 在醫院接受檢查也找不出異常，卻已數年無法懷孕。
- 執行體外受精，卻經常出現空卵泡（沒有卵子的空包彈卵泡），或品質不佳的卵子（狀態不良，無法受精的卵子）。
- 成功取卵，但無法順利受精。
- 受精成功，但受精卵在發育過程中停止分裂。
- 經過數度胚胎移植，仍無懷孕反應。
- 每次體外受精，取卵數量都在減少，

或受精卵等級變差。

- **醫師宣告「到頭來問題還是出在卵子的品質，但沒有改善之道」。**
- **成功懷孕，但未滿12週胎兒就停止發育（習慣性流產）。**

對接受不孕治療的妳而言，我相信中醫必定會成為巨大的助力。想瞭解自己在中醫上屬於哪種體質、各類體質的養生法，以及該如何選擇值得信賴的中醫院等，請閱讀第3章至第5章。

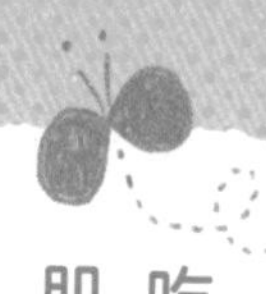

吃中藥自然懷孕！肌膚也變得非常漂亮！

40多歲・治療經歷4年

我從36歲開始，做過好多次體外受精仍無法懷孕，醫師說「找不出著床失敗的原因」，治療也陷入停滯。

此時我在網路上找到了谷醫師的藥局，經過半年看診，轉變成能夠懷孕的狀態，就暫時沒再前往了。

其後我不再上醫院，讓一切順其自然，卻還是沒能懷孕。我對年齡因素有些心急，於是再次到醫院反覆做人工授精，並且重新尋求谷醫師的幫助。

半年後，當我在轉診醫院正準備做體外受精時，意外得知已經懷孕。

我沒想過40歲竟然還能自然受孕，真的相當開心。我很幸運能碰見谷醫師，實在感激不盡。

中醫治療部分

這位小姐在醫院所做的治療，導致她肌膚變得很黯淡。吃中藥改善體質後，膚質逐漸有明顯可見的好轉，連我自己都很驚訝。

另外，她先生的體質也有問題，因此我請他服用中藥。隨後他們一度中斷中醫諮詢，數年後再次前來，重新展開中醫治療。

這位小姐有嚴重的瘀血（血液循環障礙）情形，因此我讓她服用能改善瘀血的中藥。拜此所賜，她的體質、包括膚質在內都獲得了改善，因而得以懷孕。另外，許多人都會在自己未意識到的時刻懷孕，這位小姐也是這樣。

服用的中藥

我請她在懷孕前服用約1年的角鯊烯、桂枝茯苓丸等，懷孕後則服用當歸芍藥散、芎歸膠艾湯等。先生也吃了約4個月的中藥。

第2章

從基礎體溫判別妳的懷孕體質

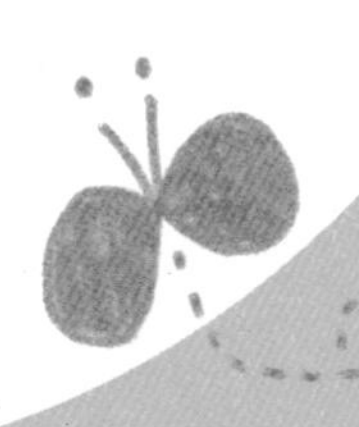

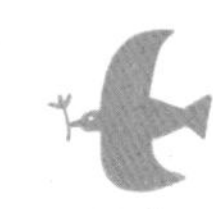

試著測量基礎體溫

想要懷孕的人，要不要先試著從測量基礎體溫開始做起呢？基礎體溫是得知身體狀況極重要的指標。

在醫院有時也會確認基礎體溫，但中醫院會更加重視、細細確認這個項目。這是因為在西醫專科醫院可以透過荷爾蒙檢查、超音波檢查、內視鏡（子宮鏡）等各式各樣的檢測項目來得知身體的狀況，因此沒有詳細分析基礎體溫的必要。是以在某一些醫院，有可能不需要測量基礎體溫。

然而，在西醫專科醫院得出「沒問題」的結論，卻遲遲無法懷孕，這樣的人所在多有。如同第1章曾經提過的，有許多這樣的案例，**在經過正確測量基礎體溫、接受中醫觀點的診治之後，都釐清了不孕的起因，並在治療後得以懷孕。**

沒有量過基礎體溫的人，請務必測量看看。曾經量過基礎體溫，但現在已經沒在量的人，或者雖然每天都在量，卻只知道可以用來預測排卵日和判斷懷孕狀態的人，在讀了這本書之後，對基礎體溫的看法或許會有所改變。那麼接下來，且讓我一一說明**基礎體溫可以顯示什麼、正確的測量方法，以及體溫計的挑法。**

●何謂基礎體溫？

基礎體溫是指一個人只消耗最少能量、保持沉靜狀態時的體溫。換言之，也就是睡著時的體溫。不過睡覺期間無從測量，為此就要**在最接近睡覺狀態、一早剛起床時量體溫。**

基礎體溫跟女性排卵週期有著密切關聯，因此測量基礎體溫亦可間接得知排卵週期。

●基礎體溫所能呈現的資訊

大家知道為什麼要測量基礎體溫嗎？一般而言，從基礎體溫我們可以得知下列這幾項資訊：

● 易受孕時期（排卵期）。

● 是否有在排卵？

● 是否已經懷孕？

● 預測下次月經開始的日期。

到這邊為止，相信大家都耳熟能詳。不過，基礎體溫能解讀出來的事項不只如此。若能更詳細地觀察基礎體溫，還可以得知這些資訊：

● 是否屬於易受孕體質？

● 罹患婦科疾病的可能性。

● 適合何種中醫治療（中藥）？

● 目前服用的中藥和營養品是否合適？

● 身體是否接近良好狀態（易受孕狀態）？

我會從實際求診者的基礎體溫中，解讀出這些資訊。

當瞭解了是否屬於易受孕體質、有無罹患婦科疾病的可能性，即可形成一次轉機，讓原本沒看醫生的人決定求診。另外，觀察基礎體溫，在一定程度上也能得知目前服用的中藥是否合適，因此對於不確定當前做法適宜與否的人，也可以成爲一種參考資訊。

我將在本章和第5章中說明，從基礎體溫判讀上述資訊的具體方法。

挑對體溫計，正確測量基礎體溫

從這裡開始，讓我們來談談基礎體溫該怎麼測量。

測量基礎體溫，必須使用**專用的基礎體溫計**。基礎體溫計跟一般體溫計有個很大的差異，在於**小數點後的呈現**。一般體溫計僅會顯示到小數點後第一位數字，如「36・5℃」等；相對於此，基礎體溫計則會顯示「36・52℃」，**可以正確測量至小**

數點後第二位數字。

從下面的案例，可以看出基礎體溫計跟一般體溫計的差異。

若基礎體溫的高溫期平均為36・73℃，共持續13天，在高溫期的低點，體溫仍達36・71℃左右的人，我認為應該就不具有嚴重的不孕問題。

另一方面，高溫期平均為36・67℃，在高溫期溫度最低的時刻，體溫會掉到36・49℃左右的人，我認為就可能有些難以受孕。

這兩人的基礎體溫，若用一般體溫計來量，36・73℃的人跟36・67℃的人恐怕都會顯示為「36・7℃」。這樣一來，36・67℃的人，說不定就會找不出難以受孕的原因。

如此這般，**哪怕微乎其微的體溫差異，也可能跟懷孕息息相關。**為此，運用基礎體溫計來測量基礎體溫，是件相當重要的事情。

● 基礎體溫計的類型

基礎體溫計大致上可分為2類。一種是**實測式的基礎體溫計**，另一種則是**預測**

式的基礎體溫計。

實測式在測量時，必須將體溫計置入口中維持5分鐘。預測式則會依據過去儲存的數據，通常以20～40秒的測量時間，就能預測出測量5分鐘時所會有的基礎體溫。其測量時間的長短，會依體溫計而異。

實測式和預測式的基礎體溫計各有優缺點。

實測式的基礎體溫計，測量時間經常是5分鐘，在那之間，必須一直靜靜等候。在忙碌的早晨，5分鐘應該是相當寶貴的時間。

至於預測式的基礎體溫計，快者只要約20秒鐘就能測量完畢。能將早晨必須花費的5分鐘縮短成20秒鐘，讓人感到相當欣慰，且基礎體溫必須每天持續測量才有意義，因此簡易型的優點是比較容易持之以恆。但缺點則是，測量結果的準確程度比不上實測式。

我建議選擇必須測量5分鐘的實測式。不過如果真的很為難，至少還是要選擇長達30～40秒鐘的預測式。

另外，基礎體溫計分成**單一機能型**和**高度機能型**。單一機能型只能測量基礎體溫，高度機能型則可以在基礎體溫計內部記錄基礎體溫等，具有各式各樣的功能。舉例而言，有的類型會附一台顯示器，可以呈現基礎體溫的圖表；有的類型則會將基礎體溫計的資訊傳送到電腦，自動做成圖表等，功能相當多元。

基礎體溫計越是高機能就越方便，但價格也會相對應地提升。依據重視的層面，適合挑選的類型也不一樣。

● 不建議選擇的基礎體溫計

如果會需要在西醫院、中醫院，將基礎體溫呈現給醫師參考，那麼在體溫計小小畫面上顯示簡易圖表的類型，以及體溫計搭配小型顯示器，會將圖表呈現在顯示器上的類型，都不甚建議使用。

這是因為如果畫面太小，就會無法詳細分析基礎體溫。如同先前提過的，基礎體溫計設計成可顯示到小數點後第二位。但若是在體溫計或附屬顯示器上呈現圖表的類型，由於畫面很小，圖表的格線單位經常會是0．1℃。這樣一來，特地用基礎體溫計量到小數點第二位，就失去了意義。

既然要用基礎體溫計這種能夠得知身體細微變化的體溫計來測量，在呈現結果時，也就要用看得出精細程度的**大畫面、大圖表，方便一目了然**，這才是最理想的做法。

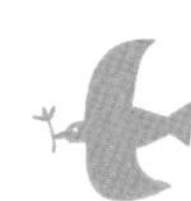

基礎體溫的正確測量方式

為求深入觀察基礎體溫，最重要的是，每天都要在固定條件下不間斷地持續測量。請先弄清楚基礎體溫的正確測量方式。

基礎體溫會因起床時間而改變，因此關鍵在於**每天都要盡可能在同一時間測量。**另外，**從測量前到測量結束爲止，身體都不能移動。**若睡到早上不曉得體溫計放在哪裡，為了尋找就移動了身子，或為了拿到體溫計而起身，都足以導致體溫上升。請事先決定好位置，**將基礎體溫計放在不必起身、手也能碰觸到的地方，並一直放在同一處。**

基礎體溫的測量方式

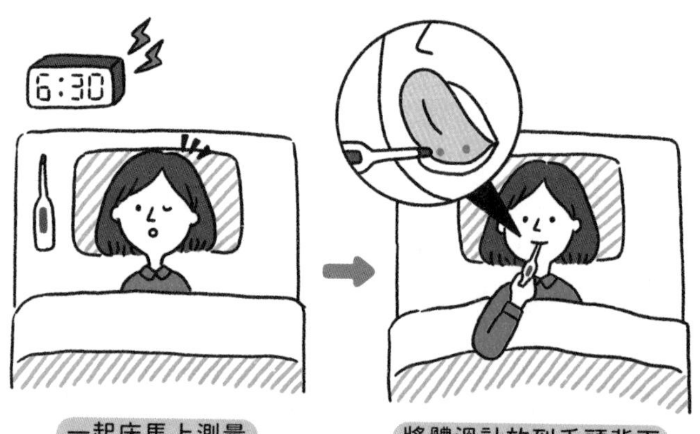

一起床馬上測量

將體溫計放在枕邊的固定位置，
方便一醒來就能測量。

將體溫計放到舌頭背面

放進舌頭背面左右任一側，
閉上嘴巴。

另外，不同於一般的體溫量測，基礎體溫無法從腋下測量。基礎體溫計必須**放在舌下（舌頭背面）中央舌筋的兩側部分。**接著直到測量結束，都必須**確實閉好嘴巴，以免受到外部空氣的影響。**此時請注意別繼續睡，因為當再次陷入睡眠，嘴巴一張開，就會接觸到外部空氣了。

等測量完畢的通知音效響起，**在起身前，記得先確認基礎體溫是否已經正確顯示。**

在預測式的基礎體溫計當中，只需要測量10秒等超短時間型，有時量出來的基礎體溫會明顯不太對勁。

這種時候就必須再量一次，但如果在那之前已經移動了，第二次就會量不出正確的基礎體溫。測量完畢後別馬上移動，請先確認已經正確測得結果，再起身記錄。

若測量基礎體溫前不小心移動了、或者不自覺跑去上了廁所，**在一發現的時間點就要盡快量體溫。**不僅如此，等到記錄體溫時，也必須備註測量前曾不小心移動。雖然不夠正確，在觀察長期趨勢的時候，有量還是比沒量來得好。如果偶爾忘記測量，也別輕易放棄，記得從隔天開始踏實測量。

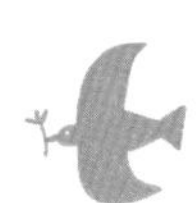

記錄基礎體溫時的要點

記錄基礎體溫，主要有以下3種做法。

- **將量得的體溫輸入到智慧型手機的應用程式，再按需求謄到紙上。**
- **用紙本的基礎體溫表手寫記錄。**
- **將體溫計跟電腦連線，自動在電腦上製成圖表。**

測量基礎體溫最重要的，是要能詳細確認至小數點後第一位數字。只要能滿足這個條件，自上述3種做法任選一種方便的即可。

若想寫在紙上，許多人都會使用體溫計廠商所販售的基礎體溫表。這在藥局、婦產科、網路商店都能買到。也有人會購買求診醫院所指定的基礎體溫表。此外，亦有不少人是從生理用品廠商的網站下載來使用。本書在卷末也附了一張基礎體溫表，請各位使用看看。

記錄基礎體溫的數值之後，也別忘了註記以下事項。

- **生理期的期間與狀況（經血的量和顏色、有無生理痛等）**
- **不正常出血和分泌物**
- **夫妻行房的日子**
- **當天的身體狀態（感冒、發燒等）**
- **起床時間（若比平時還早，或者晚起）**

- **睡眠不足時的睡眠時間（未滿4小時為睡眠不足，6小時以上為理想睡眠）**
- **正在服用的藥物名稱及服用時間（感冒藥、退燒藥、排卵誘發劑等）**
- **前一天是否會飲酒**
- **早上醒來覺得冷、熱等當日狀態**

醫院所開立的藥丸、藥品等，會促使基礎體溫大幅變化。此外，異黃酮、瑪卡、石榴等據信有類似女性荷爾蒙效用的營養食品，亦會影響基礎體溫。除此之外，穿得少、在測量時翻身、在測量前上廁所、就寢時所使用的各類保暖用具（電熱毯、熱水袋、電熱地毯等），都可能對基礎體溫造成影響。

如果還有其他介意的事項，都請先記錄下來。這感覺起來或許有些麻煩，不過某些智慧型手機的應用程式可以設定「感冒」、「用藥」等記號；而若是紙本記錄，只要自行訂定簡易記號來標示，並不會太花時間。**這些備註在將來會變得非常重要，因此請持續記錄。**

像這樣持續測量基礎體溫，就能解讀出形形色色的資訊，但也有例外。工作上會排班或有夜班的人，無法在固定時間測量基礎體溫，因此很難從基礎體溫判斷身體狀態。這類型的人，我建議一邊執行第4章所介紹的自行養生法（體質改善法）等，並盡早前往醫院檢查荷爾蒙數值、確認排卵狀況。

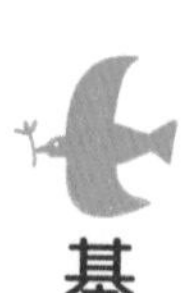

基礎體溫跟月經週期有何關聯？

月經週期可以大致分成**濾泡期、排卵期、黃體期、月經期等4個階段。**

在第18頁已經解說過4種荷爾蒙了，其中，**雌激素（Estrogen）和黃體素（Progesterone）**這2種女性荷爾蒙，跟基礎體溫直接相關。根據這些女性荷爾蒙的作用，我們可將基礎體溫劃分成下列4個時期。

●濾泡期（低溫期）

雌激素（Estrogen）增加，使扮演受精卵溫床的子宮內膜變厚。**「月經期」和雌激素發揮效用的「濾泡期」，屬於基礎體溫的「低溫期」**。低溫期的天數很難抓，並不固定。醫院在做判斷時，通常10天以下就算短，20天以上就算長。

排卵期

接著在「排卵期」，卵子從卵泡釋出，形成排卵。據說**排卵會發生在低溫期尾聲、體溫先下降又再上升的時刻。**換言之，從月經開始到排卵之間的天數，跟低溫期的天數幾乎相同。

從排卵起1～2天內，基礎體溫若能很快地提升0・3～0・5℃最為理想。也有人必須花3天左右才能升高。體溫上升的所需時間過長，可能是不孕的隱性因素，必須多加留意。

黃體期（高溫期）

排卵結束後雌激素會減少，換成黃體素開始增加。黃體素會為懷孕做好準備，使子宮內膜維持偏厚狀態，並提升基礎體溫。**此時期稱爲「黃體期」，屬於基礎體溫的「高溫期」。高溫期以超過36・7℃爲理想。**

基礎體溫與女性荷爾蒙的關聯

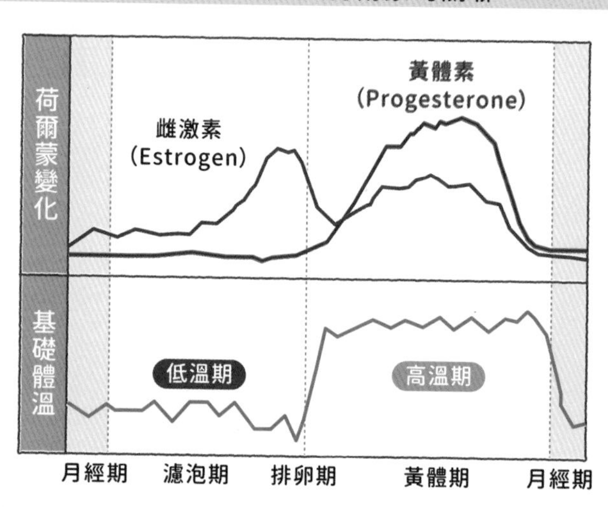

●月經期

若懷孕未成立，就不需要受精卵的溫床，因此子宮內膜會剝落，形成月經（生理期）。

月經發生時，基礎體溫亦會下降，進入低溫期。**最理想的狀況，是從月經期的第一天就一口氣下降至低溫期的體溫。**

要是生理期來臨時，體溫仍持續處於高溫，或者以緩慢速度下降，即有可能是不孕的隱性因素。

若在此之前完成受孕，則不會有生理期，並會持續處於高溫期。

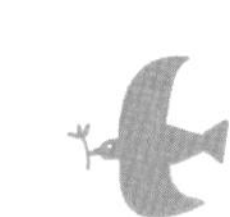

容易受孕的理想基礎體溫

容易受孕的理想基礎體溫，是怎樣的情形呢？

月經週期**介於28～30天之間，低溫期和高溫期分明，是基礎體溫的理想型態。**西洋醫學中所說的正常月經週期，會介於25～38天之間，特別短或特別長的經常都具有不孕症的因素，因此這裡我以28～30天為標準。

當然，就算不是所有時間都維持著理想的基礎體溫，也不代表就無法懷孕。在解讀基礎體溫時，**會利用一些原則去觀察月經週期的天數和基礎體溫的狀態，確認是否接近理想型態。**

- **低溫期（濾泡期）：14天左右。比高溫期低0．3～0．5℃（高溫期若爲36．7℃，低溫期便是36．2～36．4℃）。**
- **排卵期：1～2天。低溫期接近尾聲時體溫會稍微下降，接著很快地上升0．3～**

理想的月經週期和基礎體溫

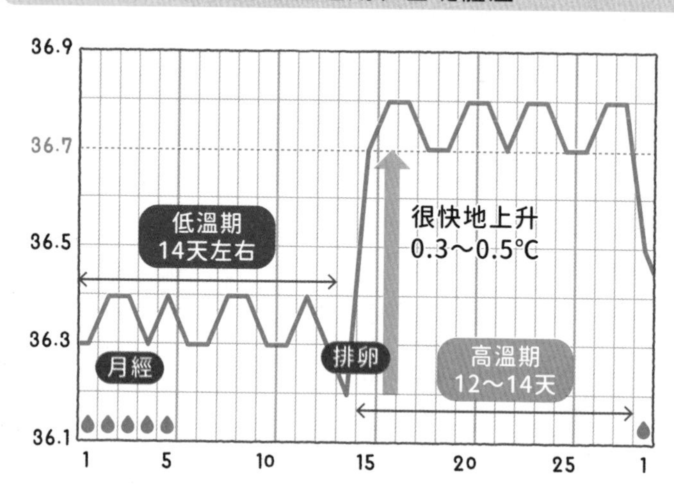

0・5℃。

● **高溫期（黃體期）：12～14天。36・7℃以上（理想上是36・7～37℃）。**

● **月經期：5～7天。月經開始第一天就會一口氣下降0・3～0・5℃。**

在解讀基礎體溫時，會一邊確認這些原則一邊提供適合的中醫治療。

尤其必須關注的是高溫期。高溫期以超過36・7℃為佳，但並不是越高就越好。就我的經驗，**比起高溫期平均在37℃以上，介於36・7℃～37℃之間的人會比較容易懷孕。**

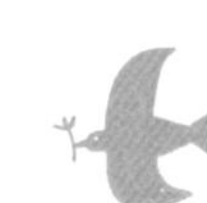

確認排卵日以鎖定行房時機

如同大家所知道的，從基礎體溫可以推算出排卵日。想用基礎體溫預測排卵日的話，回顧一下雌激素（Estrogen）和黃體素（Progesterone）的作用應該會更好理解。

當卵泡釋出其所包覆的卵子，排卵後的卵泡就會變化成黃體（↓P・18）。黃體會分泌黃體素以維持子宮內膜的厚度，為受孕做好準備。

換言之，**排卵後就會分泌黃體素。**而黃體素有使基礎體溫上升（製造高溫期）的功用。因此**當基礎體溫上升，從低溫期進入到高溫期（假設基礎體溫的低溫期和高溫期分明），就可以判斷正在排卵。**

在這個轉變時期觀察基礎體溫，如果狀態理想，基礎體溫在上升前會稍微降低，這就可以當成排卵的判斷基準。

除了基礎體溫以外，還有其他方法可以推算排卵日。

在排卵前夕，腦下垂體會大量分泌黃體刺激素（ＬＨ）。這個現象稱為黃體刺激素潮放（LH surge）。據說排卵會在黃體刺激素潮放發生後的36小時內發生。而在大部分情況下，這段時間**會產生比平時更多的分泌物（子宮頸黏液）**。另外，**由於子宮頸黏液的黏度下降，試著用手指沾取分泌物，會發現很有延展性。**

除此之外，亦可使用排卵試劑來預測排卵日。

在這裡，容我再整理一次判斷排卵日的方法。

- **基礎體溫從低溫期邁向高溫期之前，會先暫時往下掉（但也有人不會先往下掉就排卵了）。**
- **分泌物（子宮頸黏液）的量會增加。**
- **分泌物的黏度下降，延展性變佳。**
- **用排卵試劑測出陽性後的36小時以內。**

要用上述方式預測排卵日，很重要的是從過去就要先持續記錄好自己的基礎體溫和身體狀況。基礎體溫下降的時期、分泌物的量增加是在什麼時候？試著確認過去的基礎體溫表，應該就能推測出大致的排卵日。

若想從基礎體溫預測排卵日，以抓準行房時機，從前的說法是在剛排卵後行房比較容易懷孕。不過目前已有研究報告顯示，**將行房時機設定在從預計排卵日的約莫5天前開始，較能成功受孕；設定在2天前，受孕率最高。**為此，我會請造訪我們漢方藥局的客人以基礎體溫推算，**從排卵日的約莫5天前起，抓出數次行房時機。**

以上是自行推算排卵日後設定行房時機的方式，但最踏實的做法還是到醫院做超音波檢查等，以鎖定排卵日。如果妳已經數度嘗試此處所寫的方法，仍然沒能懷孕，我會建議妳試著前往醫院接受檢查。

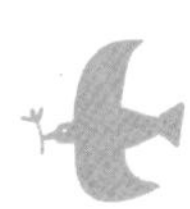

從基礎體溫判斷是否已經受孕

在確認是否受孕的時候，先回憶一下先前所說明的黃體素運作方式，就能幫助理解。

黃體素具有準備受孕、使子宮內膜維持偏厚的作用，以及提升基礎體溫、創造高溫期的作用。

當受精卵在子宮內膜著床，就會形成一道訊號，使黃體素持續分泌。換言之，**當受孕完成，高溫期就會持續下去（基礎體溫會保持在高溫）**。

如果高溫期只比平時變長數天，也有可能是受到子宮內膜異位症、在醫院做荷爾蒙補充療法的影響，抑或是發生了化學性流產（拿尿液、血液檢查會出現妊娠反應，但照超音波卻無法確認妊娠情形的極早期流產）等情況。

參考基準部分，**如果高溫期比平時變長了1週左右，可說毫無疑問已經受孕**，不妨拿驗孕試劑確認看看。若驗孕試劑出現陽性，等到進入相當於懷孕5週的時期，就請到婦產科接受檢查。

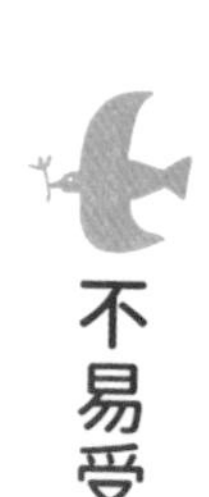

不易受孕的基礎體溫有何特徵？

研究基礎體溫時的重點在於，基礎體溫的**低溫期、從低溫期到高溫期的轉換期**

（排卵期）、高溫期、月經期等，數值各是長、短、高、低，以及圖表形狀爲何等。

符合下列描述的人，有較難受孕的傾向：

- **低溫期比理想基礎體溫來得低、長、短。**
- **高溫期比理想基礎體溫來得低、短、形狀不理想。**

尤其高溫期的部分，更是辨別不孕體質的重點所在。**請確認高溫期的長度、體溫高低，以及是否在中途降低。若有降低，則要確認下降的情形。**

首先，若**高溫期的平均基礎體溫低於36.7℃**的話，通常很難受孕，溫度越低有越難受孕的傾向。就我長年的經驗來看，高溫期平均低於36.5℃的人，會相當難以懷孕。

為此，高溫期平均體溫不到36.7℃的人，就該進行中醫治療，主動提升高溫期的基礎體溫。

另外，**若高溫期的期間不到11天**，多半也屬於不易受孕的體質。此時一樣是期間越短就越難受孕。

還有，**高溫期的平均體溫正常，但有時會掉到36.7℃以下的人，也必須注意。**在這種情況下，掉3次比掉2次嚴重，掉2次比掉1次嚴重，次數越多越難懷孕。此外，即使只下降1次，下降時體溫落在36.6℃跟36.4℃的人兩相比較，體溫較低的36.4℃會比較難懷孕。

即使屬於難以受孕的體質，藉由中醫學來調養，仍有可能逐步改變成易受孕體質。詳細情形請閱讀第49頁起的內容，當中介紹了各類型不易受孕的基礎體溫起因何在，以及改善的方法。

不易受孕的基礎體溫：各類型的起因及改善方法

不易受孕的基礎體溫，在圖表上是什麼形狀呢？**就如同不孕原因百百種，不易受孕的基礎體溫線條形狀也很多樣。**

舉例而言，低溫期偏短跟高溫期偏短的成因就全然不同。

如果低溫期短於正常情形，中醫學上認為主要的起因包括腎虛（老化）、氣虛（體力衰弱易疲勞）或熱證（怕熱、容易興奮）。

另一方面，若高溫期短於正常情形，起因則極可能是血虛（女性荷爾蒙不足或貧血）、腎虛、氣虛。起因不同，改善方式當然也就不一樣。

在這裡，我會介紹12種具代表性的不易受孕基礎體溫。不過，有時亦會有一些無法從基礎體溫判別出來的隱性因素，因此若妳屬於基礎體溫很理想卻無法懷孕的人，請試著閱讀第63頁起的內容。

又，基礎體溫計測量出來的體溫，會以0・01℃為顯示單位，不過此處的基礎體溫圖表為了呈現大致的形狀，先以0・1℃為單位。

❶低溫期偏長

這是不孕症患者常見的基礎體溫型態。卵子的發育和成熟度不佳，因此很晚排卵，最終導致黃體素的分泌也變差，就會形成這樣的基礎體溫。

以中醫理論推想，此情形可能源自**血虛**、輕度**腎虛**或者**瘀血**等因素。想透過中

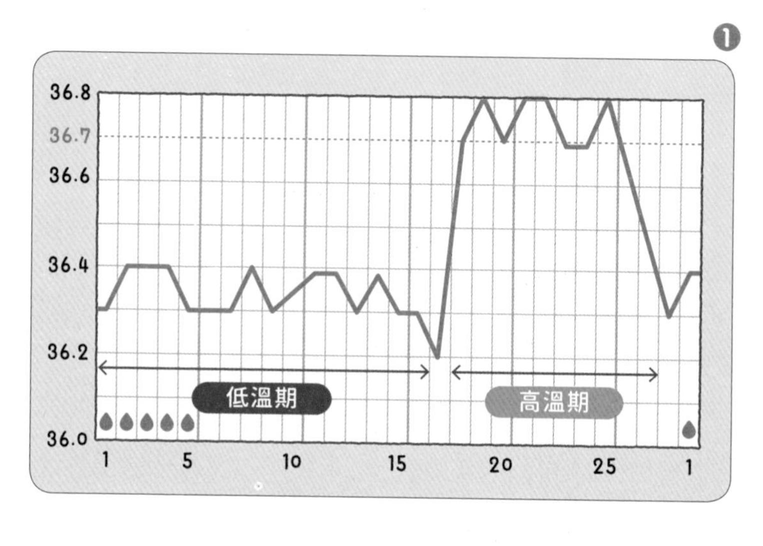

藥來改善，基本概念是針對血虛施以補血劑，腎虛施以補腎劑，瘀血施以驅瘀血劑（改善瘀血的中藥），且要實踐各體質所適合的養生法（參照第4章）。

在西洋醫學上，則有可能會診斷出多囊性卵巢症候群（PCOS）、甲狀腺機能低下症、高泌乳素血症、黃體機能不全等。

❷低溫期偏短

這是較容易罹患不孕症的類型之一。據說此類型容易發生在氣虛（易疲憊體質）的人身上，但就我的經驗而言，這經常在增齡（老化）導致卵巢機能逐漸弱化的過程中發生。

卵巢機能變差，雌激素減少分泌之後，

❷

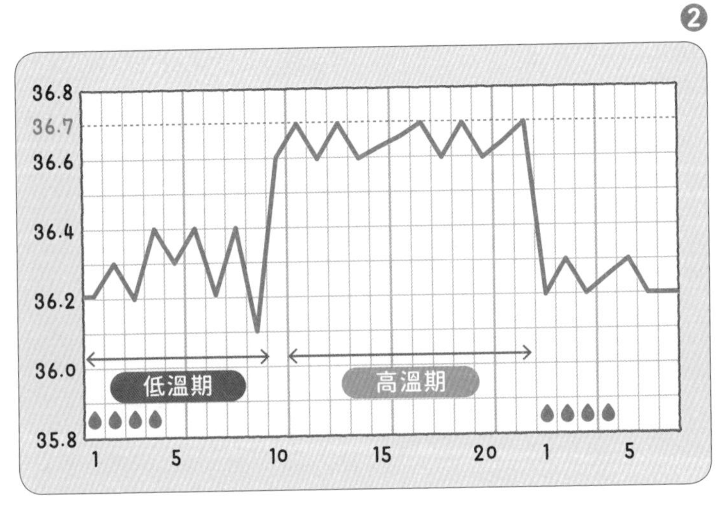

大腦就會分泌更多濾泡刺激素（FSH），最終導致卵泡提早發育、提早排卵，因此低溫期就變短了。

在中醫學上，會將這個狀態視為輕度**腎虛**（隨著增齡而發生的血虛）來提供治療。腎虛重在施以補腎劑，並實踐腎虛體質相應的養生法（↓P・123）。

以西洋醫學的角度，這屬於濾泡期變短的情形。

❸低溫期的基礎體溫偏高

有些人正常體溫原本就偏高，也有人因長期做荷爾蒙補充療法導致基礎體溫偏高，所以此種情形也有可能並非不孕症體質所致。

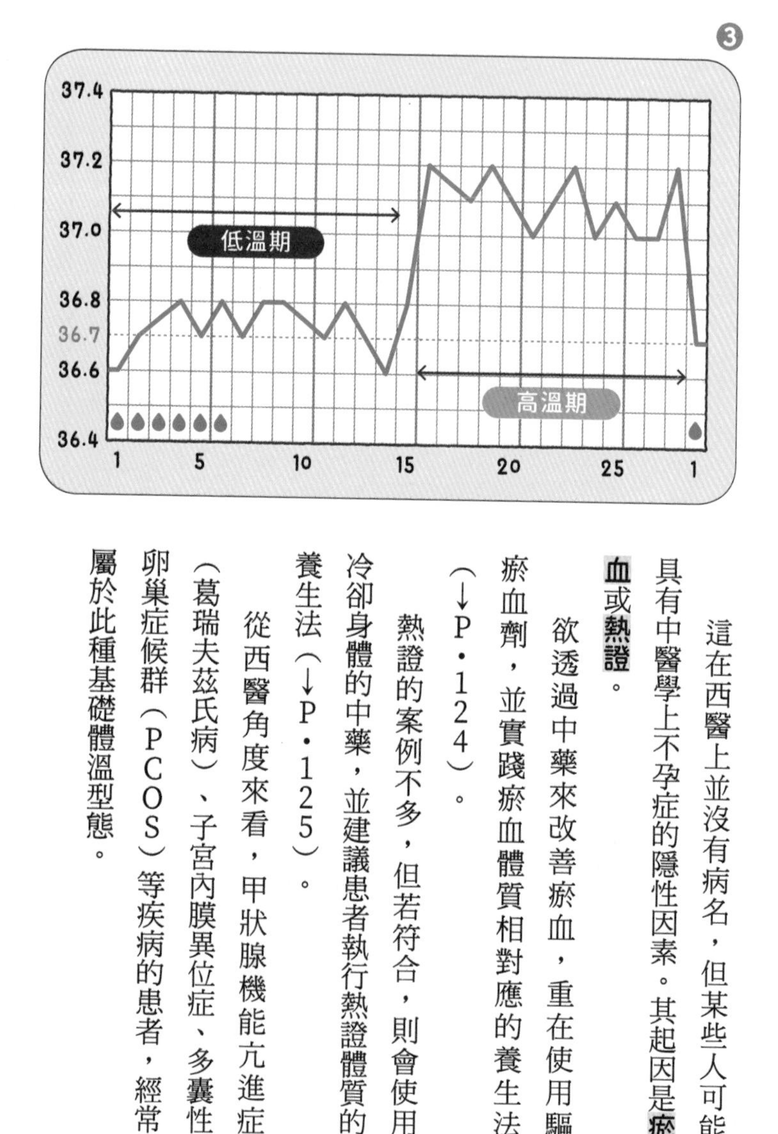

這在西醫上並沒有病名，但某些人可能具有中醫學上不孕症的隱性因素。其起因是**瘀血**或**熱證**。

欲透過中藥來改善瘀血，重在使用驅瘀血劑，並實踐瘀血體質相對應的養生法（↓P・124）。

熱證的案例不多，但若符合，則會使用冷卻身體的中藥，並建議患者執行熱證體質的養生法（↓P・125）。

從西醫角度來看，甲狀腺機能亢進症（葛瑞夫茲氏病）、子宮內膜異位症、多囊性卵巢症候群（PCOS）等疾病的患者，經常屬於此種基礎體溫型態。

❹

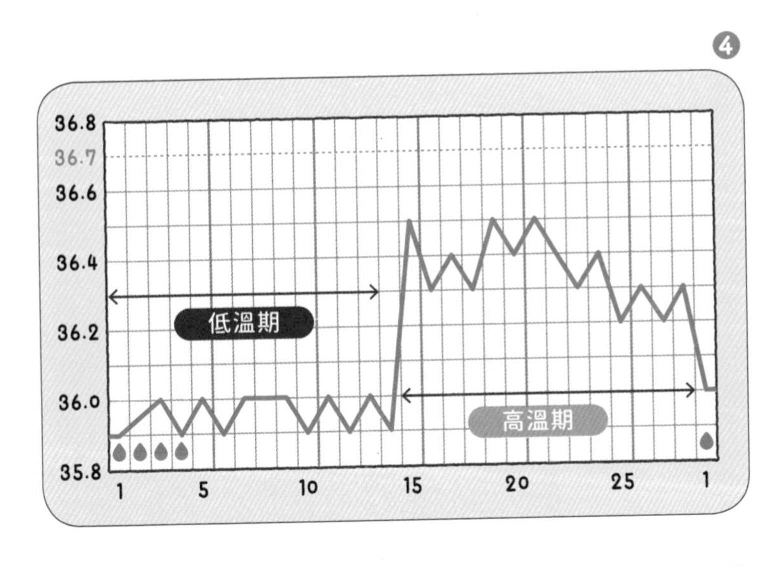

❹低溫期的基礎體溫偏低（不到36℃）

當低溫期的基礎體溫低於理想基準，尤其當它低於36℃時，經常都具有不孕體質。

這在西醫上雖然沒有病名，但基礎體溫的低溫期低於36℃者所在多有。在中醫理論上，這類型的人經常屬於**腎虛**、**血虛**、**氣虛**（**腸胃運作不佳**）。

欲透過中藥來改善，基本概念是腎虛施以補腎劑、血虛施以補血劑、氣虛施以補氣劑，並配合實踐各體質所適合的養生法（參照第4章）。

從西醫的觀點，診斷出甲狀腺機能低下症的患者，經常屬於此種基礎體溫型態。

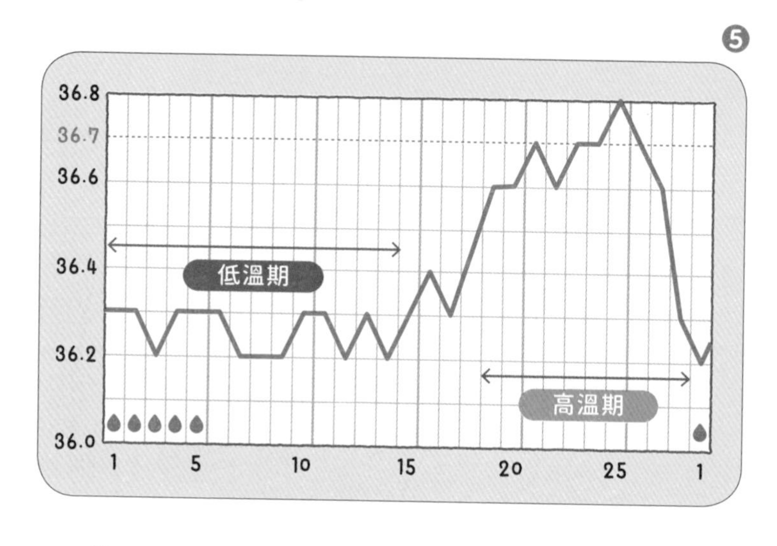

❺基礎體溫從低溫期慢慢上升至高溫期

這個類型在不孕症患者身上相當多見。

從中醫角度會視為**血虛、瘀血，或者氣滯（肝氣鬱結）結合瘀血的狀態。**

欲透過中藥改善的話，基本概念是血虛施以補血劑、瘀血施以驅瘀血劑、氣滯（肝氣鬱結）施以理氣劑（調理氣機的中藥），並實踐各體質所適合的養生法（參照第4章）。

在西洋醫學上診斷出黃體機能不全、輸卵管阻塞、高泌乳素血症等症狀的人，經常屬於此種基礎體溫型態。

❻高溫期偏長

倘若在不孕治療的過程中，長期接受荷

❻

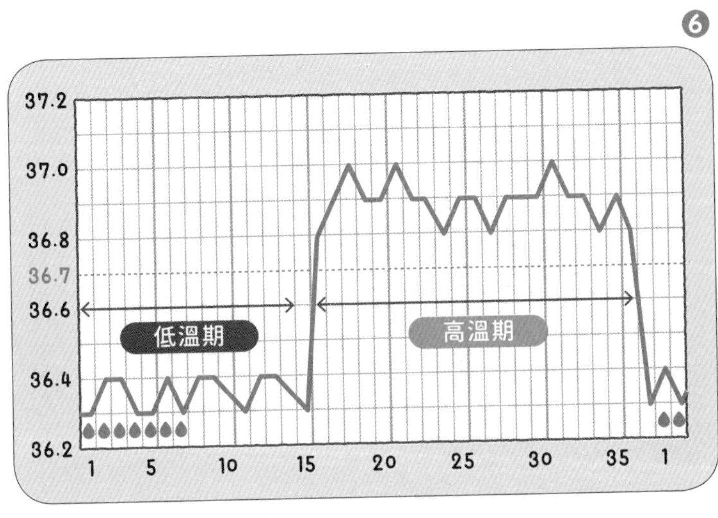

爾蒙補充療法，經常會形成此種高溫期長期持續的圖表。

在這種情況下，基礎體溫的形狀雖不理想，實際上通常並非不孕症。

從中醫角度來看經常也沒有問題，但若長年不孕且原因不明，則可能具有中醫學上的**熱證**或**瘀血**體質。

建議不妨前往中醫院，向中醫師諮詢不孕相關資訊。

❼高溫期偏短

這個類型在中醫學上會被視為**血虛**、**氣虛**、**腎虛**的狀態。

欲透過中藥改善的話，腎虛會施以補腎

❼

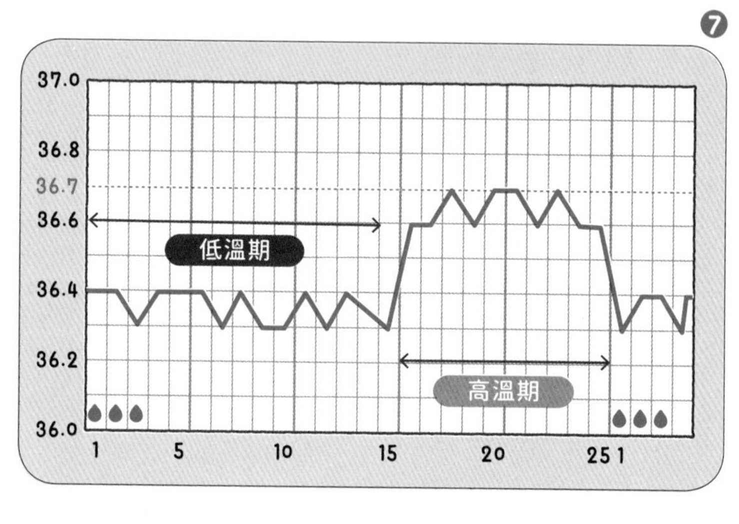

劑、血虛施以補血劑、氣虛施以補氣劑，並實踐各體質所適合的養生法（參照第4章）。

此類型患者的黃體運作機能經常很差，因此多會被診斷為黃體機能不全，但也必須留意誤判，有時其實是黃體化未破裂卵泡症候群（LUFS）等問題。黃體化未破裂卵泡症候群（LUFS）只能由西醫專科醫院治療。若持續處於這樣的基礎體溫，目前沒在看診的人最好盡早赴醫院接受檢查。

❽高溫期的基礎體溫偏高

此類型為高溫期超過37℃，或低溫期和高溫期的溫差大於0・6℃。

這類型的人也經常並非不孕症，甲狀腺

❽

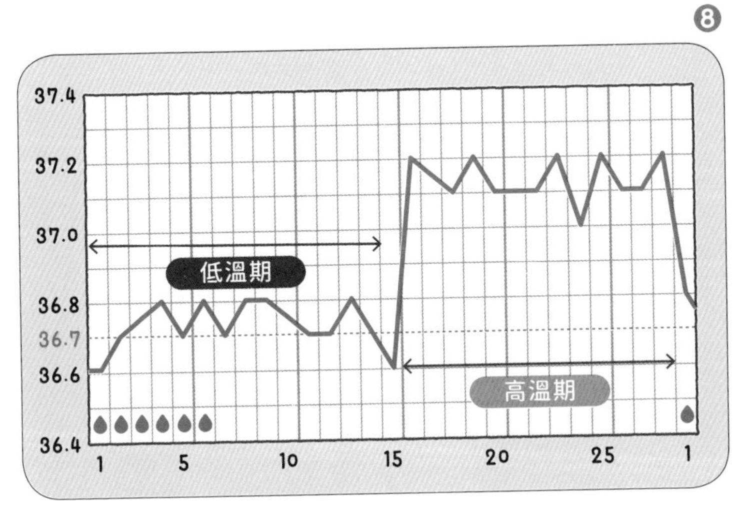

機能亢進症（葛瑞夫茲氏病）的患者，亦有可能出現此種狀態。

至於疾病以外的因素，若因不孕治療持續接受荷爾蒙補充療法，很容易變成這種基礎體溫型態。

具有此類型基礎體溫的人，如果並未在醫院補充荷爾蒙、也不是甲狀腺機能亢進症（葛瑞夫茲氏病）患者，且遲遲無法受孕，亦有可能具有中醫學上的**熱證**或**瘀血**體質。不妨試著向中醫師諮詢。

❾高溫期的基礎體溫偏低

當高溫期的基礎體溫偏低，具體而言若低於36・7℃，經常就具有不孕體質。

❾

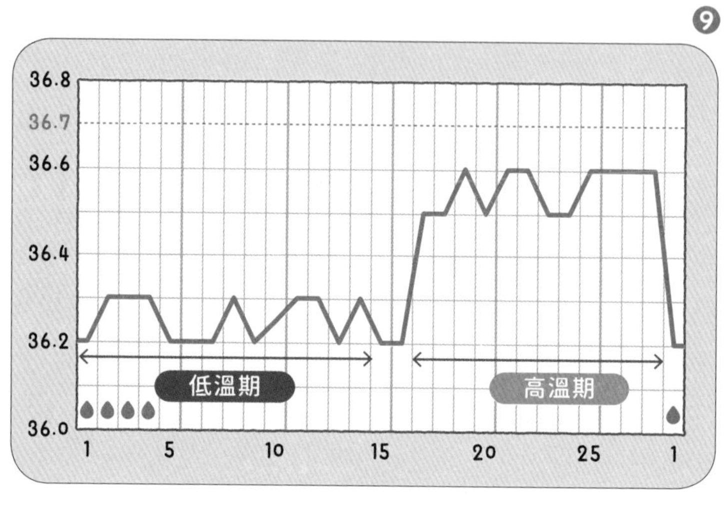

在中醫理論上，起因應為**血虛**或**腎虛**、**氣虛**等。

欲透過中藥改善上述情況，基本概念是腎虛施以補腎劑、血虛施以補血劑、氣虛施以補氣劑，並實踐各體質所適合的養生法（參照第4章）。

在西醫上患有黃體機能不全者，經常屬於此種基礎體溫型態；甲狀腺機能低下症（橋本病）患者，在高溫期的基礎體溫也會降低。

❿基礎體溫在高溫期中途驟降

這類型的基礎體溫，會在高溫期中途降低。此狀態稱為**著床低溫（Implantation Dip）**，在歐美似乎會詮釋為懷孕徵兆，但按

⑩

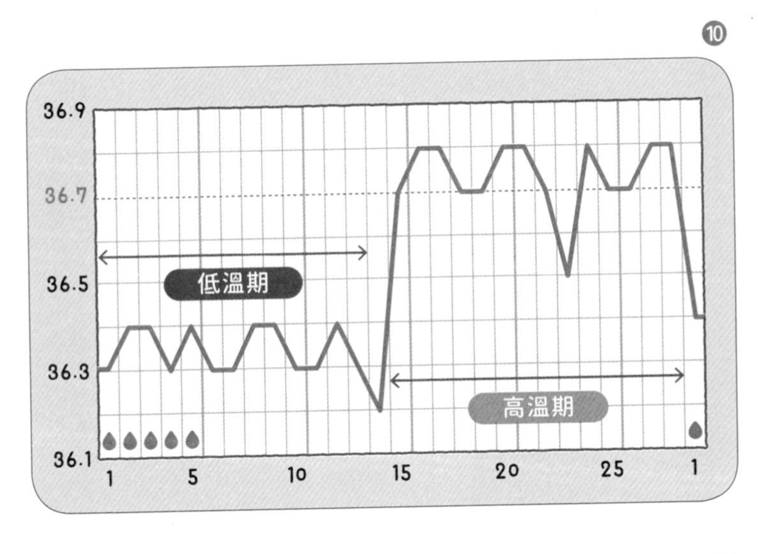

照我長年的臨床經驗，我認為其準確率極低。毋寧說，這類型的人經常屬於不孕體質。

這在中醫學上會視為**血虛**或**腎虛**、**氣虛**等。腎虛會施以補腎劑、血虛施以補血劑、氣虛施以補氣劑，並需實踐各體質所適合的養生法（參照第4章）。

在西醫上診斷出黃體機能不全者，經常屬於此種基礎體溫。

⑪高溫期的基礎體溫呈鋸齒狀波動

這類型的人，經常感受強烈壓力，且常有自律神經及情緒失調等問題。

在中醫理論上會被視為**氣滞（肝氣鬱結）**的狀態。欲透過中藥改善，基本概念

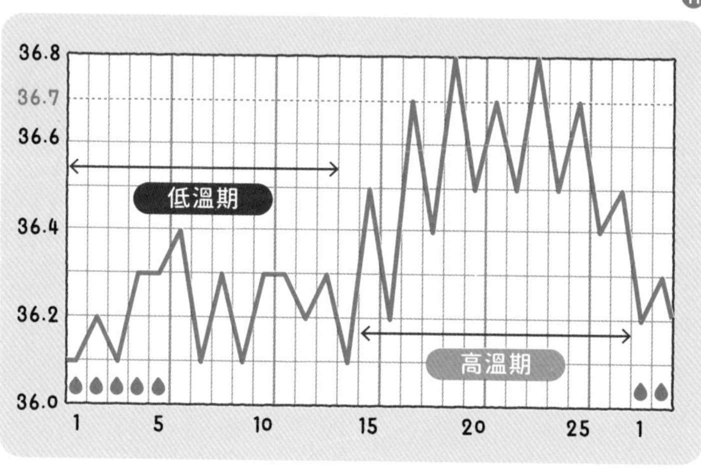

是對氣滯（肝氣鬱結）施以理氣劑，並實踐氣滯（肝氣鬱結）體質所適合的養生法（→P・123）。

另外，在基礎體溫計即將沒電、起床時間不固定等情形下，週期之間亦可能出現這種基礎體溫分布，請多留意。

被西醫診斷出經前症候群（PMS）、自律神經失調、高泌乳素血症等疾病者，經常屬於此種基礎體溫狀態。

⑫兩個時期不分明，沒有高溫期（無排卵）

此類型在基礎體溫的圖表當中，分不出低溫期和高溫期。**通常屬於月經（生理期）很規律卻未排卵的「無排卵」現象，以不孕症而**

⑫

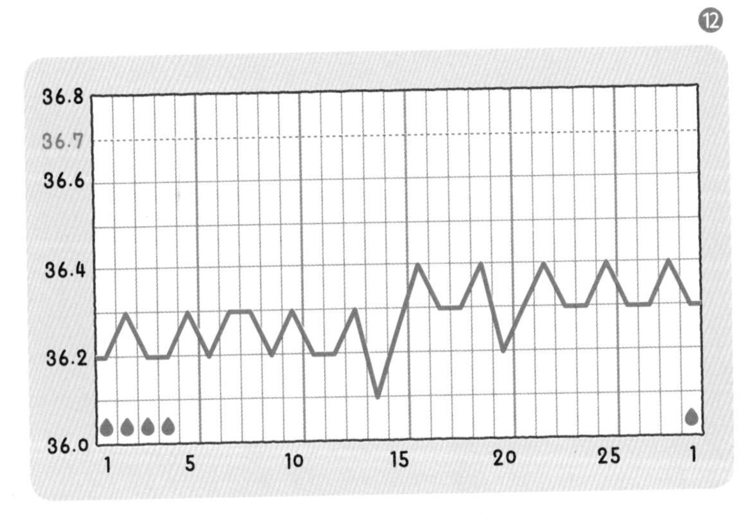

言屬於嚴重案例。

由於生理期都會定期來到，所以很難自行察覺並未排卵。等到「差不多想懷孕了」，上了醫院或量了基礎體溫後，才發現自己屬於不排卵的體質。當事人無從得知是從何時開始變成這樣，會感到非常焦急，亦無法釐清原因何在。

病況的嚴重程度，有一部分會跟罹病年數成正比，因此，若不清楚是從何時進入這個狀態的話，就很難瞭解疾病已經扎根多深。為此，若有懷孕的打算，先試著測量基礎體溫最是重要。

這個類型在中醫學上，經常會跟**重度瘀血**、**重度血虛**、**腎虛**、**重度氣滯（肝氣鬱結）**

等有關。

在西醫上，有這類問題的人經常是重度的多囊性卵巢症候群（PCOS）、卵巢機能不全、早發性停經（↓P．178）等患者。卵巢機能不全，是卵巢出於某些原因而機能變差，引發排卵障礙的狀態。**卵巢機能不全和早發性停經者，狀態皆相當嚴峻，最好是西醫治療和中醫治療雙管齊下。**

另外，若基礎體溫的曲線如同⑫，且生理期超過3個月沒有來，就稱為無月經症；1年以上未見來潮，則為停經。無月經症的起因經常跟⑫重複，狀況可能跟⑫一樣糟糕或更嚴峻。

為此，**處於無月經症和停經狀態者，基本上必須西醫治療和中醫治療並行。**尤其處於停經狀態者，懂得挑選西醫院和中醫院皆極其重要，請盡可能選擇有亮眼成績與高度專業性的醫院。

以上就是具代表性的12個類型，但實際上基礎體溫的線形變化相當多元，體溫可能比上述類型還要低、高，又或者低溫期和高溫期更短、更長等。在我們漢方藥局HERBS的官網中亦有介紹其他類型，有興趣的人請參考看看。

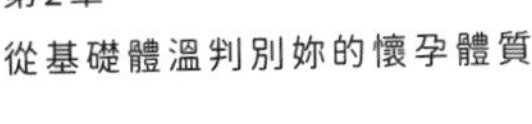

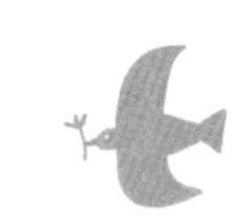

從基礎體溫看不出來、應留意的婦科疾病

基礎體溫是得知各類不孕原因的指標，但並非萬能。尤其下述的婦科疾病，很遺憾並無法從基礎體溫得知。

- 子宮頸癌
- 子宮內膜癌
- 子宮肌瘤
- 子宮內膜瘜肉
- 不育症

在這些疾病之中，有些完全不會出現自覺症狀，但若有不正常出血、月經過多等自覺症狀，一定要即刻接受檢查。另外，**視疾病和當下狀態而定，在接受不孕治療**

前，亦可能需要先做手術。

尤其**子宮癌症（子宮頸癌、子宮內膜癌）**本身並不會引發不孕症，卻是攸關性命的疾病；**癌症治療到最後，有時必須切除整個子宮。**另外，**若使用抗癌藥物，就必須暫停不孕治療一段時間。**這樣一來，要是年齡較大的患者，最終更有可能必須對懷孕斷念。

不過若能較早發現，亦可能選擇部分切除，或使用荷爾蒙藥物來治療不孕。因此早期發現極為重要。

●子宮頸癌

子宮頸癌多半發生在子宮入口附近，屬於易檢查、易發現的癌症。這種癌症若能早期發現，相對容易治療，且預後較佳；**但若惡化就會難以治療，因此及早發現尤其關鍵。**

到目前為止不曾健檢者，請接受健檢，且之後務必每2年檢查一次。

●子宮內膜癌

子宮內膜癌會使子宮內膜變得比正常還要厚，因此某種程度上可透過超音波檢查予以推斷。若在超音波檢查下發現有子宮內膜癌的可能性，就要進一步做細胞學檢查、子宮內膜搔刮等病理檢查。假使都沒有檢查出問題，就可以暫且放心了。

●子宮肌瘤

子宮肌瘤（↓P・182）是良性腫瘤，不會致命，但視長出位置和大小，有可能成為導致不孕症的巨大因素。其中，黏膜下肌瘤（位於子宮內部）、肌層內肌瘤（位於子宮肌壁的肌肉內）尤其會導致不孕症。

子宮內膜癌和子宮肌瘤可透過超音波檢查發現，不過許多人都不曾在醫院做過超音波檢查。其實，最好的做法是定期看診，但或許是出於難為情，似乎有不少人都不太喜歡上醫院做檢查。

這類人請牢牢記住**「當身體出現某一種信號時，最好就要立即前往醫院」**。而那信號即是「異於平時的出血」。**不尋常的非經期出血（異常出血）**，或**經血量比平**

時極端增加（經血過多），都是子宮肌瘤和子宮內膜癌共通的重要症狀。

子宮內膜異位症、更年期障礙有時也會出現相同的症狀。當發現這些症狀，我建議要盡早到醫院接受檢查。

● 子宮內膜瘜肉

此外，子宮內膜瘜肉也無法透過基礎體溫觀察出來。有些人會因子宮內膜瘜肉而引發**出血量增加或異常出血**，但來我們漢方藥局諮詢的人，經常都是無症狀患者。

子宮內膜瘜肉亦可透過超音波檢查找出，但接受子宮鏡檢查，讓鏡頭進入子宮內部確認會更加準確。子宮內膜瘜肉根據生長位置，有可能會造成不孕，亦有案例是當中藏有惡性腫瘤，因此建議還是提前確認為上。

● 不育症

反覆流產或死產2次以上即稱不育症（↓P・186），但年過40之後只要流產1次，我覺得也可以接受不育症檢查。不育症的起因形形色色，並非全數已知，但大部分都能透過血液檢查找出原因。只要瞭解原因，有些類型甚至能夠事前採取因應對策。40多歲的人已經變得比較不易受孕，為求呵護單次受孕直到順利生產，最好要事先擬定不育症的對策。

以上就是從基礎體溫無法得知、跟不孕症相關的婦科疾病。最為緊要的是，應該事先在醫院接受檢查，確認自己是否具有這類因素。

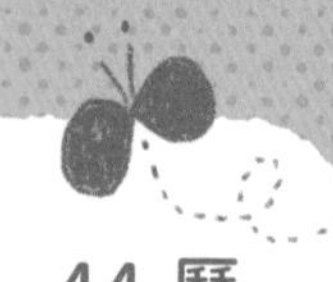

歷經14年不孕治療，44歲喜獲麟兒！

40多歲・治療經歷14年

我在27歲結婚，從婚後第3年開始治療不孕。我在縣內的醫院看了好幾年，夫妻的檢查結果都沒問題，做了3～4次人工授精。

後來我在別家診所看了6～7年，做過4～5次人工授精，10次體外受精。我也做了高刺激性的荷爾蒙補充和顯微受精，從4～5個成功的受精卵中取1個做新鮮胚胎植入，但失敗了。用冷凍胚胎也還是流產，不曾成功過。接著我反覆做了5次體外受精，都無法長成囊胚；我還嘗試過自然週期，卻取不到卵。

接著我轉診到另一間診所，接受對身體負擔較輕的治療，但取卵也常常是品質不良，即使發展到接近囊胚，仍然無法植入。唯有一次嘗試植入第2～3天的胚胎，但還是沒有成功。

不過，在辭掉工作的隔年，我以43歲的高齡懷孕，並在44歲成功生產了。我以前太過投入治療，谷醫師很親切地鼓勵我享受自己的興趣，或許是心靈變得輕鬆最後才能夠成功的吧。能夠邂逅我家寶寶，我真的萬分感激。謝謝！

中醫治療部分

這位小姐是從外縣市過來的，但在諮詢時，我們聊得很自在。老實說當時的治療並不完美，但我一直持續尋找著中藥，希望能稍微改善她的情形。

原本都已經覺得沒希望了，卻意外成功懷孕，實在可喜可賀。我認為這個案例之所以成功，她後來轉診的醫院也提供很大的助力。另外，對這位小姐而言，我所提供的諮商服務應該也起了心靈上的作用。

服用的中藥

我每一次都會配合她的狀態改變處方，期程共2年，包括抑制更年期障礙的中藥、補腎的中藥等，使用了各式各樣的藥方。

第3章

認識中醫裡的「體質」，提升懷孕能力

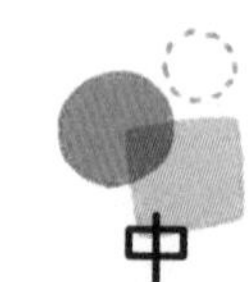

中醫學能調整全身上下

在這一章，我將會談論**中醫體質（類型）與基礎體溫的關係**，以便幫助大家瞭解自己在中醫觀點上的體質，並實踐適合自身體質的改善療法。在那之前，首先讓我們來瞭解中醫的基礎思維。

距今約2000年前寫成的著作《黃帝內經》之中，記載了「治未病」的概念。所謂「治未病」，即是**在發展出疾病的前置階段就予以因應，藉以避免疾病成形。**進入現代之後，西洋醫學開始提倡「預防醫學」，治未病稱得上是它的先驅。

換言之，中醫學就像這樣，在悠長的歷史中累積並確立了其理論和專有技術，得以在病名尚未成立的階段就找出不適（症狀），並提供治療。因此，即使西醫找不出原因，從中醫的觀點來檢視，經常還是可以找到疾病的起因。

當然，中醫不僅能夠預防疾病，也能治療已經發生的疾病。尤其西醫所不擅長的慢性病等，中醫經常都能立竿見影。

中醫會從**體質**判斷發生疾病的原因，所以在西醫尚且無法確定病名的狀態下，仍然有辦法夠深索隱。

要瞭解人們各不相同的體質，有著好幾種衡量標準，其中的代表包括八綱、三陰三陽、氣血水等理論。不過，若要解釋八綱、三陰三陽等理論的運用方式，話題將會變得艱澀難懂。為此，在本書之中我將會聚焦談論相對比較容易理解，並且跟不孕關係較深的「氣血水」。

中醫理論認為，**「氣」、「血」、「水」遍布於全身上下，是支撐人類生命活動的基本物質。**氣、血、水分別具有下述性質。

● 氣

「氣」是人類存活所需的生命能量。另外，這個詞也會拿來表示身體的機能（運作）。氣不足就容易疲憊，當氣阻滯不暢，喉嚨會感覺卡卡的，或者可能造成情緒不穩定。

●血

「血」是供給身體養分和滋潤之物。它具有西洋醫學中血液的相同功用，但**中醫理論中「血」的概念，也包括女性荷爾蒙。**血不足即是女性荷爾蒙不足，當血瘀滯，即會引發女性荷爾蒙過剩或失調，這兩者都是不孕的重大因素。

●水

「水」是指汗水、尿液、淋巴液等，除血液之外的全數體液，跟免疫系統也有著關聯。當水無法順暢運作，身體所需的水分循環會變差，尿液、汗水等應排出之物也會積累，對身體造成惡劣影響。

當這3者處於無過多過少或偏重的狀態，能夠充分循環，身體就可以保持健康。倘若整個身體不夠健康，子宮和卵巢的狀況亦不可能獨自良好。為此，**要打造容易受孕的體質，改善全身上下的狀態最是重要，這也就是要讓「氣」、「血」、「水」不過多過少，亦無偏重、阻滯，能夠確實地循環。**

支撐生命活動的基礎「氣」、「血」、「水」

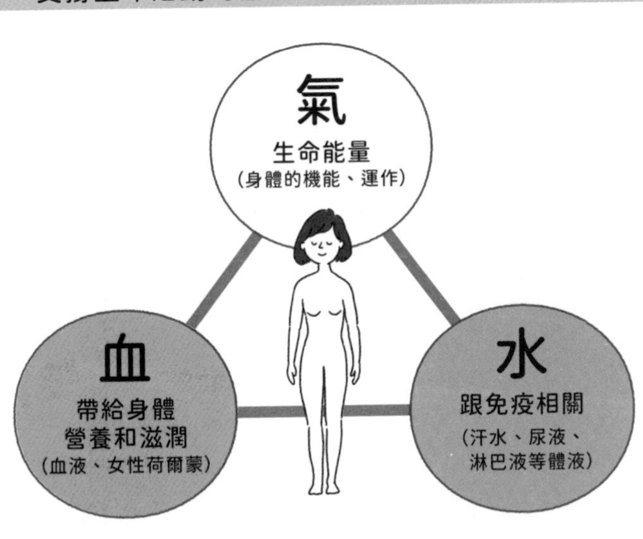

中醫體質按照「氣」、「血」、「水」各自的過多過少、偏重與否、循環好壞，共分成數種類型。

在本書中，我將會談論尤可能成為不孕因素的下述6種中醫體質。

- 氣虛：易疲勞、能量不足、腸胃虛弱。
- 血虛：女性荷爾蒙不足、貧血。
- 腎虛：老化，以及隨增齡而生的血虛狀態。
- 氣滯（肝氣鬱結）：氣處於壅滯狀態、自律神經失調，容易顯現的症狀爲喉嚨卡卡。肝氣鬱結是氣滯影響精

神所致，容易引發情緒失調。

- **瘀血：血路不通、女性荷爾蒙失調。**
- **熱證：跟不孕相關的部分是處於血分有熱的狀態，使基礎體溫變得較平時更高。**

有不孕煩惱的人，幾乎都會符合上述這6種體質的其中一種。是以，**充分瞭解自己的體質、採取適合的對策，也就不會迷失方向，能夠更有效率地將身體調養成易受孕的狀態。**

實際上也有人同時具有氣虛、血虛這2種體質，抑或是具有血虛、瘀血這2種相反的體質，因此無法完全劃分成6類。此外，體質也會隨著年齡和生活習慣逐步變化。第94頁介紹了診斷體質的方法，請確認看看自己擁有何種體質。

另外，在氣血水之中，「血」與「氣」尤其跟不孕關係深遠。水的問題（水毒）不見得跟不孕無關，但影響有限，由於基礎體溫幾乎無法顯現出水毒的問題，所以本書的中醫體質判定會將之排除。

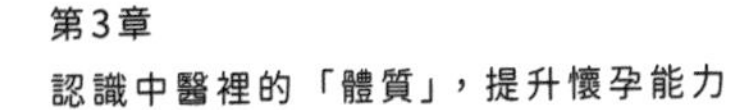

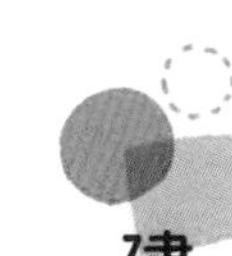

建構懷孕體質的中醫基礎概念

中醫理論的氣虛、血虛、腎虛、氣滯（肝氣鬱結）、瘀血、熱證這6種體質，跟基礎體溫有著深切的關聯，每種體質某種程度上都決定了基礎體溫圖表的線形。因此，只要觀察基礎體溫圖表的線形，就能鑑別出中醫的證型（中醫觀點的診斷），並能大致推測出適合何種中藥。我會拜託欲懷孕者測量基礎體溫，就是這個緣故。

不過光靠基礎體溫，並無法得知一切。從基礎體溫推測出幾種可能的體質之後，就要進一步利用中醫觀點的診斷，逐步提升精確程度。我將試著簡單說明在中醫學上會如何診斷、又會如何治療。

●四診合參以診斷體質

在中醫學上會依據「四診合參」的概念來執行診斷。「四診」即是下列4種診斷方法。

● **望診（用眼睛確認舌頭、臉龐的色澤和狀態）**
● **聞診（聆聽聲音和呼吸聲，嗅聞體味和口臭等）**
● **問診（從中醫觀點提問，辨別體質　※在漢方藥局HERBS最受重視）**
● **切診（觀察脈搏和腹部　※在漢方藥局HERBS不會執行）**

中醫學會透過這4種診斷法，綜合性地判斷中醫體質。在我們漢方藥局會執行望診（主要是舌診）、問診，並且會進一步確認基礎體溫、西醫院的檢查數據、東洋醫學中不孕反應的重點項目等，以做出綜合判斷。

在本書中，妳可以根據基礎體溫和最簡易的「問診」，來確認自身的中醫體質。請參考第94頁起的診斷方法，試著做做看。

● **中藥**

中藥是取植物、動物、礦物等原料的「生藥」，按目的調配製成。近年來透過藥局、網路等途徑，也已經能以便宜的價格取得中藥。不過，中藥的原料生藥取自大自然，因此品質參差不齊。相較於一般藥局，中醫院所經手的中藥，通常會使用品質較好的原料。

此外，中藥類型繁多，各自具有不同效用（補氣、促進血液循環等）。**中藥之於人的體質，就像鑰匙之於鑰匙孔一般，唯有服用適合當事人的中藥，方可逐漸改善體質。**為此，最重要的，就是選用符合個人體質的中藥。

即使中醫體質相同，每個人所適合的中藥也可能有異，要判斷出某人適合什麼中藥相當困難。因此若要服用中藥，雖然費用會比在藥局購買來得高，我還是建議**前往中醫院諮詢，找出適合自己的中藥。**

在中醫院購買治療不孕的中藥，每個月的費用多半約在2～5萬日圓左右；若堅持在高品質的地方看診，有可能更要價不斐；而只針對最小限度需求的中藥局，也有可能再便宜一些。此外，卵巢機能隨著增齡而衰弱的人，所需要的中藥會使用到極稀有的原料（鹿茸等），因此費用會相對應地偏高。假如妳想嘗試中藥，卻因費用而裹足不前，不妨鎖定一間想去的中醫院，探聽看看不孕治療的價位。

就如同適合自己體質的中藥才能改善體質，請向值得信任、夠可靠的中醫院諮詢。中醫院的挑法將在第164頁介紹。

●養生法

因應體質的「養生法」，是中藥發揮功用時不可或缺的助力。所謂養生法，是指透過改變飲食、運動、睡眠等日常習慣，以改善不滿意的體質，必須仰賴自身恆久為之。

若要比喻，養生法就像是將破洞水桶塞起來的工序。破了洞的水桶即使倒水（中藥）進去，也沒辦法累積起來（產生效用），終究只會流掉；若能將洞口塞住，則能順利累積內容物（產生良效）。

各類體質詳細的養生法，將在第4章介紹。

接著就讓我們來看看，跟不孕相關的6種中醫體質。

在這裡有一點希望大家能夠注意：接受不孕治療的人，經常是處於未病狀態（在西醫院不會得出病名的狀態）。因此，要判斷自己是否屬於某種中醫體質，主要請參考症狀（易疲憊、總是焦躁難安等）而非病名（如黃體機能不全、子宮肌瘤等）來下判斷。

還有，各症狀中尤其重要的，就是跟生理期相關的事項（經血量偏多、生理期變短等）。這部分在閱讀時請格外注意。

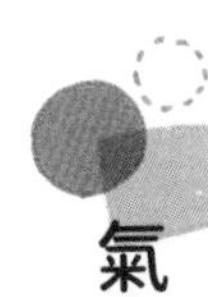

氣虛型（易疲倦、腸胃弱）

氣虛是能量不足導致身體機能變差的狀態。

特徵包括容易疲憊（工作、家務並未忙到極點，卻很疲倦）、無精打彩、沒有精力、上氣不接下氣或心悸、稍微動一下就飆汗、易感冒難痊癒等。此外，食量小、食慾不振、想吃卻吃不太下、軟便、容易腹瀉等腸胃虛弱的情形，也都顯示出氣虛的體質。經常會發生在外觀上皮膚白又清瘦，或豐腴虛胖且易流汗的人身上。

此類型在西醫院可能會被判定為黃體機能不全，但也經常找不出特別的問題。

●氣虛的基礎體溫

氣虛的女性，分成**高溫期偏短**、**高溫期的基礎體溫偏低**，以及**高溫期的體溫中途下降**等類型。另外，也有人是低溫期的基礎體溫變低，或低溫期變短。

●用於氣虛的代表性中藥

用來改善氣虛體質的代表性中藥，有以下2種。基本上會使用幫助身體恢復精神的中藥，以及提升腸胃功效的中藥。

●六君子湯（用於食量小、食慾不振等腸胃虛弱的症狀）

●補中益氣湯（用於倦怠感、易疲憊等症狀）

血虛型（女性荷爾蒙不足且貧血）

血虛是女性荷爾蒙不足混合著貧血的狀態。

血虛者容易出現心悸、氣喘吁吁、容易疲憊、站起時暈眩等貧血情形，或乾眼

氣虛的基礎體溫

高溫期偏短或體溫偏低（嚴重時兩者兼具）

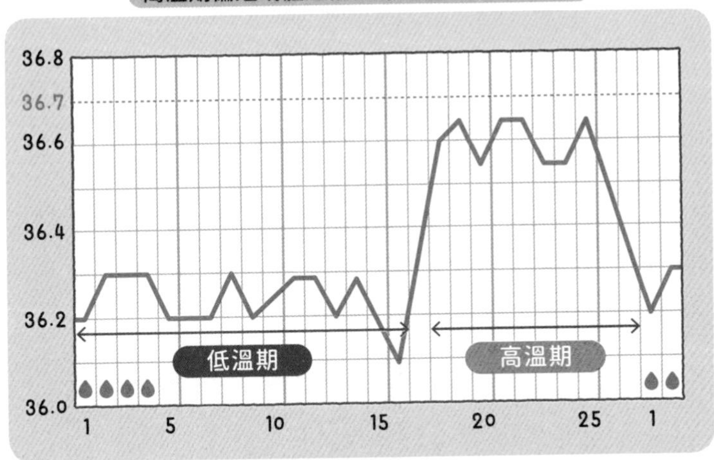

高溫期的體溫中途下降

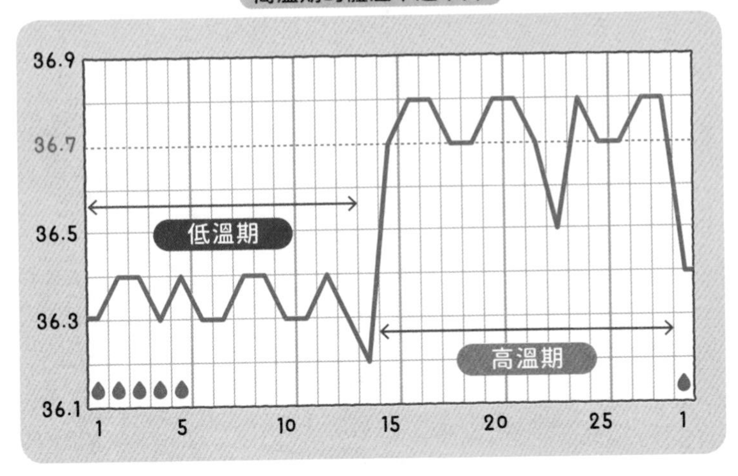

症、肌肉易抽筋、臉色蒼白、頭髮混有白髮、皮膚粗糙等症狀及特徵。

至於生理期的狀態，諸如生理期不順（兩次生理期間隔過長）、經血量偏少、月經週期偏短、生理痛、不正常出血、更年期障礙等症狀。有些人在醫院會被診斷為黃體機能不全或貧血，但經常不太能找出病名。

●血虛的基礎體溫

血虛的基礎體溫型態，實際上有各式各樣，當中具有代表性的包括**基礎體溫上升緩慢、高溫期偏短、高溫期基礎體溫偏低**，以及**高溫期不穩定，基礎體溫會在中途降低**（↓P・58）。

●用於血虛的代表性中藥

用於改善血虛體質的中藥，主要有下列2種。血虛在中醫學上是血不足夠的狀態，因此會使用能夠補血的中藥。

●當歸芍藥散（用於易水腫、有點貧血的人）

血虛的基礎體溫

基礎體溫上升緩慢

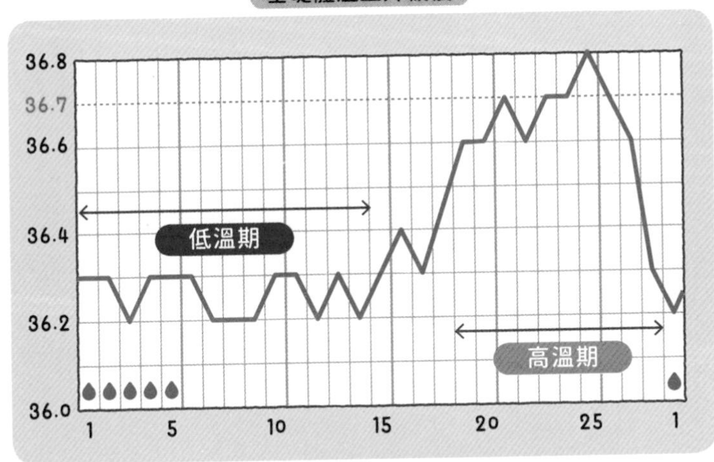

高溫期偏短、體溫偏低

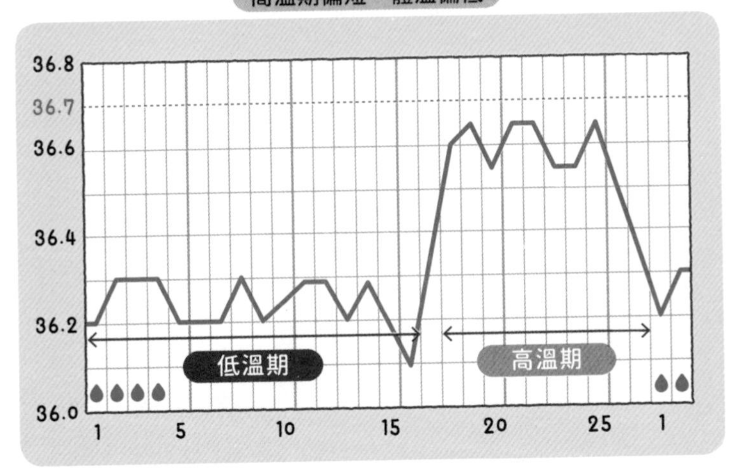

● 四物湯（用於腸胃較爲健壯，氣色不佳的人）

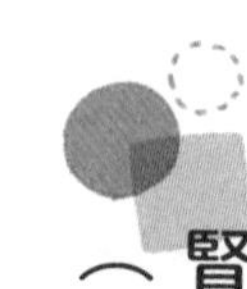

腎虛型（年齡增長導致機能變差和血虛）

腎虛是身體機能隨著增齡（老化）而變差的狀態。

具體而言，若能試想隨老化出現的症狀，就會比較好懂。生殖能力變差、耳鳴、眼睛漸漸難以視物、牙齒變脆弱、記憶力不佳、腰腿不聽使喚、骨質疏鬆症、容易生病、夜間頻尿等，都屬於一般的腎虛狀態。

不過30～40多歲的女性，症狀幾乎不可能嚴重到這種程度。實際上可供使用的判斷基準，包括經血量減少、月經週期縮短、生理期不定期來潮（直接少掉1次週期等）、早發性停經、濾泡刺激素（FSH）數值升高、抗穆勒氏管荷爾蒙（AMH）減少、濾泡期變短、更年期障礙等。

● 腎虛的基礎體溫

在不孕治療方面，將腎虛想成血虛的延伸狀態，應該會更好理解。因此，腎虛的基礎體溫跟血虛很類似，**包括高溫期偏短、高溫期的基礎體溫偏低，抑或是高溫期不穩定，基礎體溫會在中途降低**（↓P．58）。跟血虛的不同之處，包括**低溫期可能會縮短、基礎體溫可能會整體下降。**

●用於腎虛的代表性中藥

用於改善腎虛體質的代表性中藥，有以下2種。腎虛會隨年齡增加而顯現症狀，因此所使用的中藥常會含有具強烈補腎功效的動物生藥，包括胎盤素（從馬或豬的胎盤萃取而得的精華）、人稱鹿茸的鹿角等。

●紫河車（Placenta）藥品（補血、增進卵巢機能）

●鹿茸藥品（防老化、溫潤補血）

腎虛的基礎體溫

高溫期偏短、體溫偏低

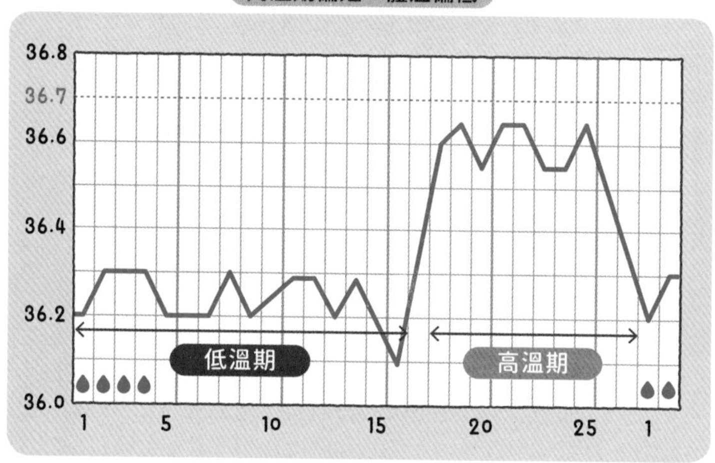

低溫期偏短

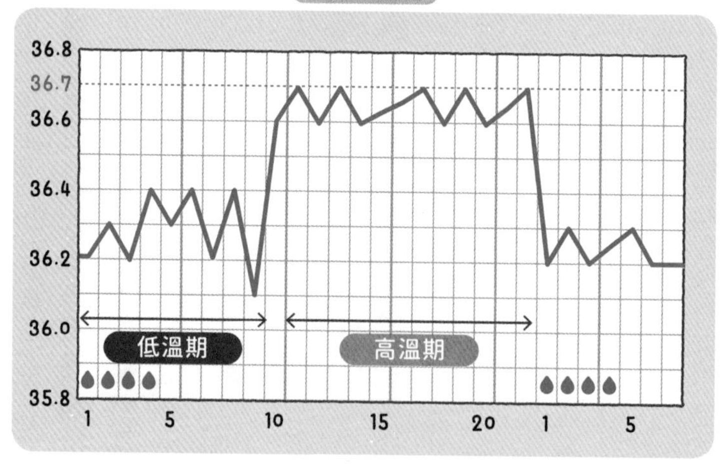

氣滯（肝氣鬱結）型（氣處於壅滯狀態、自律神經失調）

氣滯是氣（能量）未能循環的狀態。

在大多數情況下，循環不佳會引發喉嚨卡卡或有異樣感等症狀。另外，肝氣鬱結是指處於過度壓力之下的狀態，或自律神經失調的狀態，會以焦躁難安、情緒不穩、心情起伏等形式顯現。

氣滯（肝氣鬱結）的女性，月經週期會亂七八糟、時早時晚，嚴重時還可能演變成無月經。有人每逢生理期前夕身體狀況就會出差錯，也有人是生理期前夕乳房容易漲痛。

這類型的人到婦產科求診，經常會被診斷成沒什麼特別的問題，但當中也有人是罹患了高泌乳素血症。

●氣滯（肝氣鬱結）的基礎體溫

氣滯（肝氣鬱結）的基礎體溫

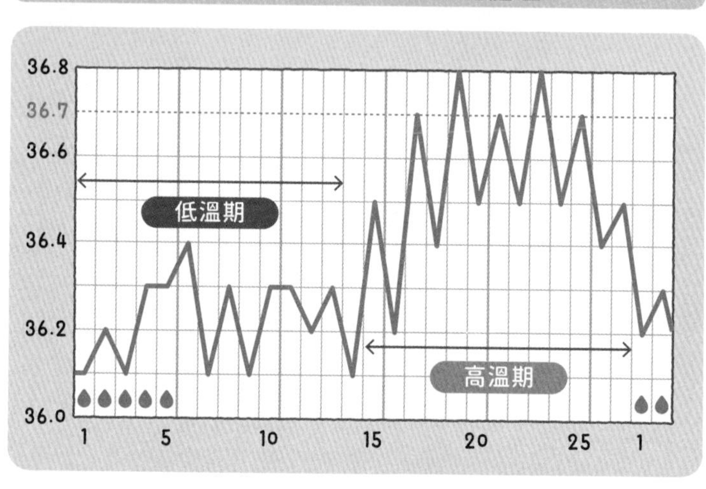

在中醫理論的一般性解釋當中，女性若有氣滯（肝氣鬱結）問題，基礎體溫的線形就會變成鋸齒狀，但實際上並非如此。

氣滯（肝氣鬱結）唯有在對不孕症產生影響時，基礎體溫才會變成鋸齒狀。就算處於氣滯（肝氣鬱結）狀態，如果未對不孕造成影響，基礎體溫就不會變成鋸齒狀。

●用於氣滯（肝氣鬱結）的代表性中藥

用於改善氣滯（肝氣鬱結）體質的代表性中藥，有下列2種。

●加味逍遙散（用於突然畏寒或畏熱、臉

頻突然熱燙、情緒不穩稍嫌易怒等症狀）

● 半夏厚朴湯（用於喉嚨卡卡、心情起伏、情緒不穩）

瘀血型（血液運行不暢、女性荷爾蒙失調）

瘀血是血液阻滯，血液流通變差的狀態。

自覺症狀包括頭痛、肩膀酸痛、身體某處持續性固定疼痛、手腳冰冷頭部卻發熱、容易忘事、痔瘡、末梢冰冷（腳掌發寒）等。觀察舌頭時呈紫色、有黑點，或舌頭背面靜脈浮凸等。罹患高血壓、動脈硬化、心臟疾病、腦血管疾病的人，經常屬於這個類型。

月經部分，則包括嚴重生理痛、有血塊、經血發黑、經血量偏多、生理期不順（容易晚來）、無月經等。

在西醫院診斷出子宮肌瘤、子宮內膜異位症、多囊性卵巢症候群（PCOS）的人，多屬於此種類型。

● **瘀血的基礎體溫**

瘀血的基礎體溫大致上有2種狀態，一種是**高溫期偏長，高溫期基礎體溫偏高**（低溫期和高溫期溫差拉大），另一種是**低溫期偏短，低溫期基礎體溫偏高。**

● **用於瘀血的代表性中藥**

用於改善瘀血體質的代表性中藥，有下列2種。這些都是用來改善瘀血、促進血液流通的藥材。

● **桂枝茯苓丸（化解瘀血，增進血液循環）**

● **桃核承氣湯（作用比桂枝茯苓丸還要強，常用於便祕、症狀激烈、身體結實的人。當中含有瀉藥成分，因此若錯誤服用，可能會引發腹瀉）**

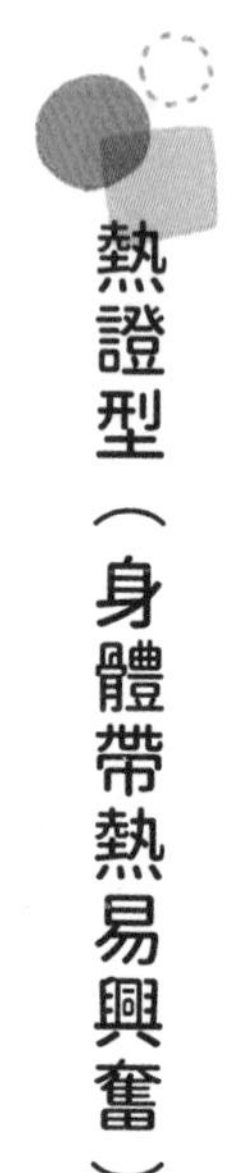

熱證型（身體帶熱易興奮）

熱證如同其名，是身體帶熱的狀態。

瘀血的基礎體溫

高溫期偏長、體溫偏高

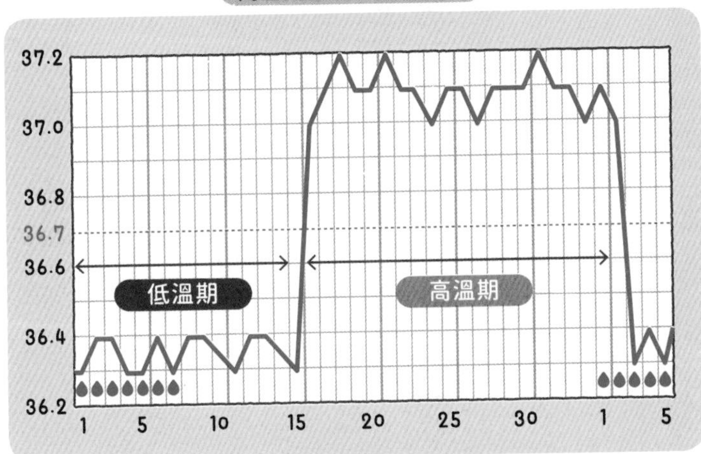

低溫期偏短、體溫偏高

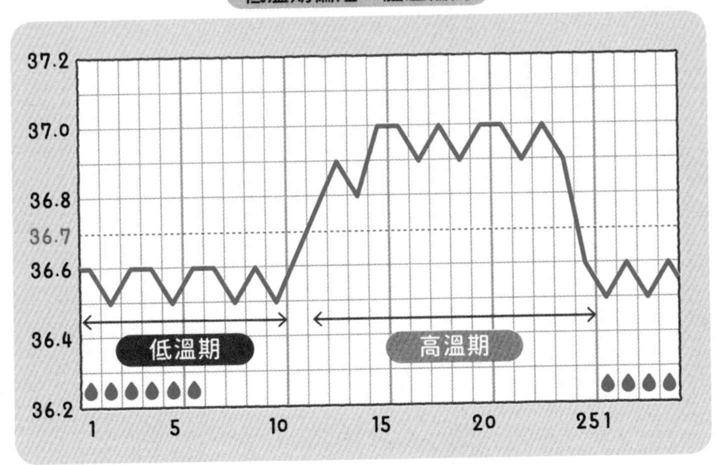

熱證的概念包含身體發炎、身體機能或新陳代謝亢進（過於旺盛）、隨感染出現的發燒或精神性興奮等。症狀部分，諸如喉嚨乾渴、頭部發熱、糞便變硬、便祕、尿液顏色變黃、易發怒、易焦躁、臉紅、發熱等。若是女性，則會因血中有熱而產生不正常出血的症狀。

不過，在熱證型的不孕者之中，也有許多人完全不具自覺症狀，到醫院就診也經常找不出特別的問題。

●熱證的基礎體溫

熱證的基礎體溫型態有**高溫期偏長、高溫期基礎體溫偏高，抑或是低溫期偏短、低溫期基礎體溫偏高**等等。

事實上，因不孕治療長期使用荷爾蒙藥物而導致體溫上升，或是平常體溫原本就很高等情形，都有可能會形成這種基礎體溫型態，因此也經常沒有治療的必要。

●用於熱證的代表性中藥

熱證的基礎體溫

高溫期偏長、體溫偏高

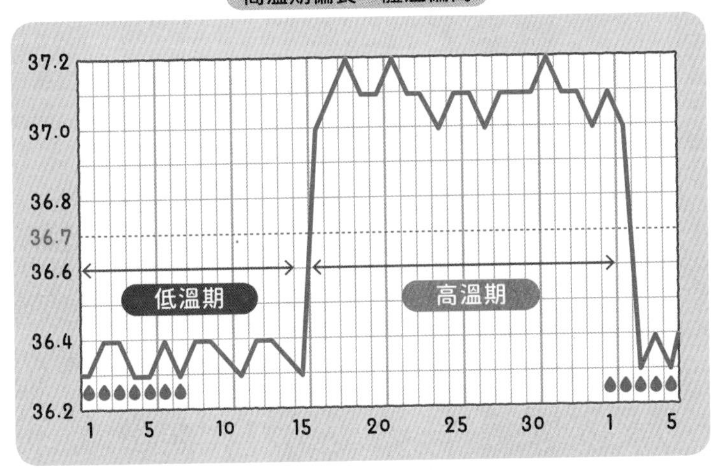

低溫期偏短、體溫偏高

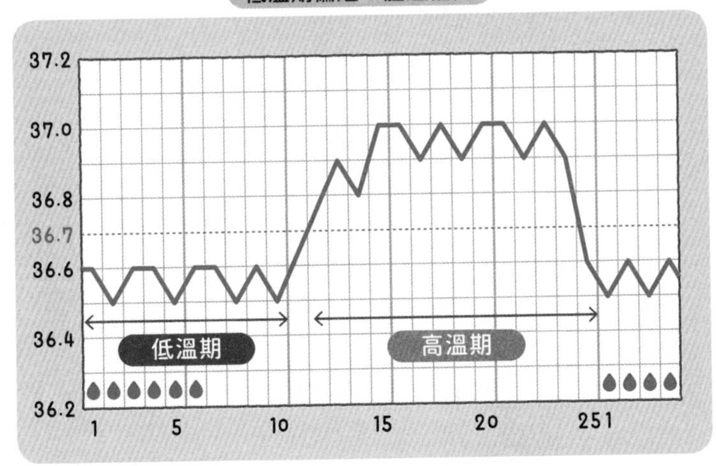

用來改善熱證體質的代表性中藥如同下述，會使用到能夠冷卻身體的中藥。

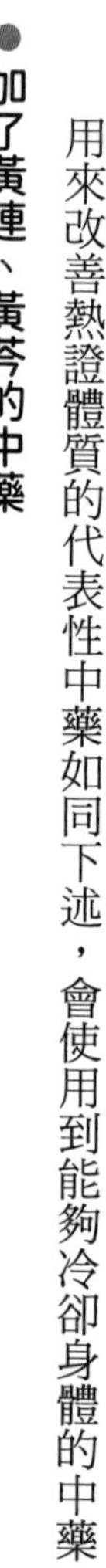

● 加了黃連、黃芩的中藥

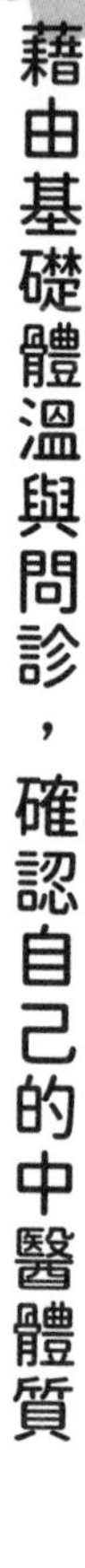

藉由基礎體溫與問診，確認自己的中醫體質

在前面的篇幅中，我說明了6種中醫體質，妳是否覺得某些類型跟自己的體質有點相似呢？從這裡開始，就讓我們利用基礎體溫和問診來確認中醫體質，試著診斷出自己所屬的類型。

不過，這裡的類型診斷，已經刻意整理成各位讀者也能自行確認的簡單版本；實際的中醫治療，則會運用到前述的「四診合參」，以做出綜合性的判斷。光靠此處的類型確認，並無法得知所有的情形，因此若想瞭解得更具體，請試著前往中醫院諮詢專家。

1 透過基礎體溫確認

我們原本必須觀察整體月經週期，包含低溫期和高溫期在內的基礎體溫，綜合性地判斷中醫體質，但要從所有型態組合中找出中醫體質會很困難，因此我會根據**不孕體質所容易顯現的高溫期溫度、長度、線形**，區分出各種中醫體質。

此時，基礎體溫必須使用1～2年內的數據、未使用荷爾蒙藥物時的數據來做確認，若能有最近3個月左右的數據，確認結果會更加正確。如果沒有使用荷爾蒙藥物前的數據，請試著從使用後的基礎體溫來下判斷。若最近沒測量基礎體溫，則請參考過往量得數據中最新的部分。

請回答接下來❶～❸的問題，找出自己的中醫體質。回答完問題後，就依據答案（A～E）的對照表（↓P・99）來判斷中醫體質。

問題❶　高溫期的溫度和形狀

請從下列選項A～E中，選出一種妳在高溫期時，比較接近的基礎體溫狀態及圖表形狀。

A：高溫期的基礎體溫平均超過37℃（偏高）

B：高溫期的基礎體溫平均36．7～未達37℃（理想狀態）

C：高溫期的基礎體溫平均未達36．7℃（偏低）

D：高溫期的基礎體溫呈鋸齒狀（基礎體溫每天都大幅上下）

E：無高溫期（跟低溫期沒有差別，兩者不分明的類型**↓P．60****）**

D的高溫期呈鋸齒狀，是指如同次頁的基礎體溫圖表，或變化得更加劇烈的情形。如果除了D還同時有其他選項，例如A和D，或C和D等，則以D為優先。

另外，回答D或E的人，光到這邊已可得知類型，因此不需要回答接下來的問題，請直接至第99頁的表格看結果。符合A～C的人，則繼續回答以下問題。

問題❷　高溫期的長度

請從下列A～C中，選出一個符合妳高溫期長度（天數）的選項。

A：高溫期長度大於15天（偏長）

高溫期呈鋸齒狀的基礎體溫範例

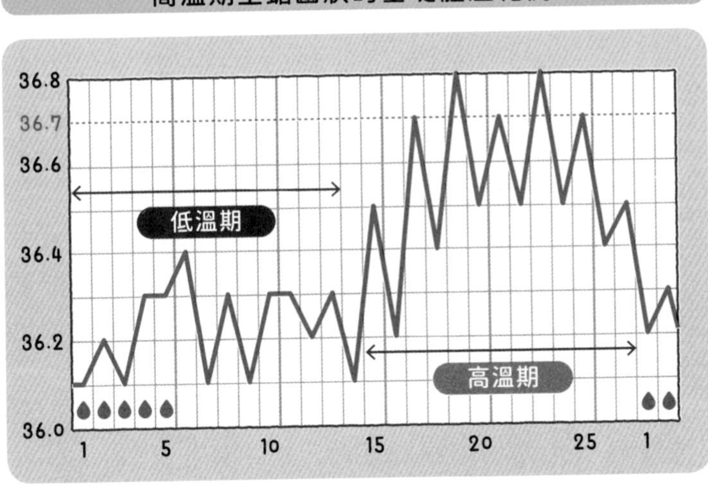

B：高溫期長度介於12～14天（理想）

C：高溫期長度小於11天（偏短）

問題❸　高溫期的不穩定程度

高溫期的圖表穩定與否，請選擇其中一項。此處所說的「高溫期處於不穩定狀態」，是指高溫期的基礎體溫，曾中途下降至低於36・7℃不只一次的狀態（→P・58）。

A：穩定（高溫期不會低於36・7℃）

B：不穩定（高溫期會低於36・7℃）

接著請按照自己在問題❶～❸所選擇的代號，自次頁表格找出符合選項的中醫體質。

2 透過問診判別中醫體質，做出診斷

接著，讓我們試著透過問診判別中醫體質，來診斷自己的屬性。請將符合的項目全數打勾。

❶氣虛

□容易疲憊（工作或購物等結束返家後，必須先休息才能繼續活動）
□無食慾；或有食慾，進食量卻不如所想
□即使未喝酒、未食用偏油的食物，仍經常軟便

❷血虛

□貧血

藉由基礎體溫確認中醫體質

問題❶	問題❷	問題❸	中醫體質
A	A	A	瘀血、熱證
A	A	B	瘀血、血虛
A	B	A	瘀血、熱證
A	B	B	瘀血、血虛
A	C	A	氣虛、血虛、腎虛
A	C	B	氣虛、血虛、腎虛
B	A	A	瘀血、熱證
B	A	B	瘀血、血虛
B	B	A	無問題(正常)
B	B	B	氣虛、血虛、腎虛
B	C	A	氣虛、血虛、腎虛
B	C	B	氣虛、血虛、腎虛
C	A	A	氣虛、血虛、腎虛
C	A	B	氣虛、血虛、腎虛
C	B	A	氣虛、血虛、腎虛
C	B	B	氣虛、血虛、腎虛
C	C	A	氣虛、血虛、腎虛
C	C	B	氣虛、血虛、腎虛
D	–	–	氣滯(肝氣鬱結)
E	–	–	重度瘀血、血虛、腎虛、氣滯(肝氣鬱結)

□有時經血量偏少
□有時經期偏短（經期不到3天就結束）

❸腎虛

□經血量比10～20多歲時減少，或被研判接近停經
□生理期比10～20多歲時縮短，或生理週期縮短
□這1～2年間出現了類似更年期的症狀（突然出汗、身體發熱、前所未有且原因不明的情緒不穩和倦怠感等）

❹氣滯（肝氣鬱結）

□抗壓性差，或目前有著強烈壓力
□喉嚨悶、胸或腹部感覺漲痛
□情緒容易失控，經前尤其嚴重

❺瘀血

□經期時經常出現肝臟形狀的血塊，經血顏色發黑

□經期時的出血量總是很多

□腳尖冰冷

❻熱證

□喉嚨乾渴，導致大量攝取水分（對於經常服用安眠藥和鎮定劑的人來說，這極可能是藥物的副作用，因此即使符合也請不必勾選）

□經血量異常地多（多到使用夜用型衛生棉也經常外漏）

□舌苔呈黃色且偏厚

所有問題如上。妳勾選了幾項呢？

在❶～❻裡頭，只要3項勾選了1項，就可判斷擁有該種體質。若勾選2項以上，該體質就有極高的可能性已對不孕症產生影響。

6種體質之中，若有數種都勾選了超過1項，勾選項目最多者就是主要體質。若有數種體質都勾選了相同數量，則全數視為自身體質。舉例而言，如果有5種體質各勾選了1個項目，亦即輕度擁有5種體質。

如果沒有勾選半個項目，則在問診可得知的範疇內，不具有中醫體質上的問題。假如在第一部分利用基礎體溫診斷時，同樣得出「沒問題」的結論，那就有極高可能性並不具有中醫體質上的問題。

3 綜合診斷出體質

妳是否具有中醫學上的不孕體質，必須將1從基礎體溫找出來的中醫體質，以及2從問診判別的中醫體質，結合起來一同思考。

在兩種之中，必須以第一部分從基礎體溫診斷出來的中醫體質為優先。**只要基礎體溫型態符合任一種中醫體質，該體質就非常可能影響不孕。**

若想要進一步認識體質，則可就第二部分的問診判別中醫體質，鎖定出更詳細的中醫體質。

具體而言，會以下述方式做判斷。

❶從基礎體溫找出來的中醫體質，跟問診得出的中醫體質結果一致

第一部分藉基礎體溫診斷發現有問題的人，即符合6種中醫體質中的某一種。接著若該類型跟第二部分問診得出的中醫體質結果一致，則可將之視為自己的主要體質。請按第4章介紹的內容，實踐符合該體質的養生法。

若兩部分的診斷一致得出數種體質，則視問診判別中醫體質時勾選項目較多者為主要體質。請盡可能實踐該體質的養生法。

●透過基礎體溫診斷出中醫體質是「氣虛」、「血虛」、「腎虛」。
●透過問診判別中醫體質時，在「瘀血」、「血虛」分別勾選了1項。

例如在上述的例子中，「血虛」即為主要體質。我想亦有少許的「瘀血」體質。因此，請實踐血虛的養生法。如果可能，不妨再加上瘀血的養生法。

❷基礎體溫很正常

若診斷基礎體溫的結果是「無問題（正常）」，代表在中醫學上具有不孕因素的可能性較低，或者即使有，也有極高可能僅屬輕微。

不過也有例外。在「瘀血」類型之中，偶爾會有人的基礎體溫屬於正常或偏低。例如，子宮肌瘤是從基礎體溫看不出來的疾病，但子宮肌瘤在中醫體質上屬於瘀血，而且，子宮肌瘤有可能成為不孕症的起因。**即使基礎體溫正常，若透過問診判別中醫體質時，在瘀血類別有2項以上符合，就代表瘀血體質較強，有可能導致不孕。**這類型的人，就請實行瘀血的養生法。

至於體質不屬於瘀血類型的人，假使基礎體溫很正常，在問診判別中醫體質時卻有體質勾選了超過2項，則代表雖然擁有該種體質，但那有可能並非不孕的原因。因此，實行養生法是好事，但無法確定是否需要吃中藥。這類型的人可以前往中醫院諮詢看看。

基礎體溫和問診結果都很正常的人，意即具有中醫學上不孕因素的可能性偏低。即使如此仍然數年不孕的話，就可能具有這兩種測定方法無法得知的因素，或問題也可能出在男方身上。若還未曾上過醫院，我建議應先前往專科醫院，男女雙方都要接受檢查。

日常照護部分，請執行第4章的「基本養生法」。

❸基礎體溫得到的中醫體質，跟問診判別時的結果不一致

第一部分由基礎體溫診斷出的中醫體質，如果跟第二部分問診得出的中醫體質完全不同，有可能是基礎體溫的解讀方式或問診判別時的判斷有誤，亦可能屬於例外案例。這很難靠自己判斷，因此我建議到值得信賴的中醫院，試著諮詢看看。

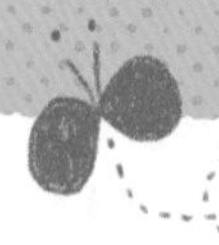

男方不孕，第13年靠中醫自然懷孕。吃安胎藥平安產子

30多歲・治療經歷13年

第一次做體外受精時，得知我先生的精子不會釋放酵素，無法進入卵子。做第2次體外受精前我們展開中醫治療，以求改善卵子、子宮及精子狀態。

第2次體外受精，我們拿一半的卵子做顯微受精，有幾顆發展成了囊胚。不過我邊吃中藥，在等待著胚胎移植的期間自然受孕了。那一次到最後不幸流產，但讓向來以爲只剩顯微受精一途的我們看見曙光，知道了仍有自然受孕的可能。

我請先生再多吃一陣子中藥，改成執行只吃中藥的不孕治療，最後再次自然受孕。這次谷醫師開給我安胎用的中藥，使我順利進入穩定期。

我想要孩子已經13年了，託谷醫師之福終於得償心願。實在非常感謝。

中醫治療部分

這對伴侶一開始來諮詢時，我感覺太太的不孕程度很輕微，先生的問題比較大。

展開中醫治療後第一次的體外受精，太太取了16顆卵子。不過，先生精子的狀態雖然已經改善，但在做標準試管嬰兒的程序中，半隻精蟲都未能進入卵子內部。

正當我想著，要改善精子分泌酵素的情況可能會有難度，就得知了太太自然受孕的消息，老實說讓我很驚訝。那一次終究還是流產了，但重新開始吃中藥後，再度聽聞她自然受孕，令我感受到生命的奧妙，前一次懷孕也一定絕非偶然。其後，這對伴侶向我報告已經產子的消息。實在可喜可賀。

服用的中藥

太太使用了桂枝茯苓丸，先生則使用清暑益氣湯、補中益氣湯、六味地黃丸等。太太懷孕後，我讓她吃了安胎藥。

第 4 章

「養生法」助妳成爲易受孕體質

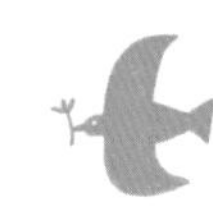

3種養生法，讓身體容易受孕

要營造出易受孕的體質，先將身體狀況調整好最重要。**熬夜、壓力、暴飲暴食……在身心皆疲憊的狀態下，唯獨卵子和子宮狀態良好，這是絕對不可能發生的事。**

在這裡，我將介紹我們漢方藥局會請苦於不孕者實踐的養生法。**說是養生法，其實也沒什麼特別，包括飲食、運動、睡眠等，盡是日常生活中能夠更辦到的事。**但我希望大家能比從前認真、投注更多心力去執行，幫助身心進入最佳狀態。

培養懷孕體質的養生法，大致可分成3種。

- 每個想懷孕的人都該實踐的「基本養生法」
- 能改善中醫體質，使中藥更有療效的「各類中醫體質養生法」

●幫助具有不孕相關疾病者「避免病情惡化的養生法」

請將第1種想成**「想懷上寶寶就務必實踐」的必要養生法**。第2種和第3種則是在基本養生法之外，按照各自的情形加入執行。

沒有婦科疾病的人，只要執行基本養生法和各類中醫體質養生法；患有婦科疾病者，則是3種養生法都要全數實行。

不過實際上，面對來我們漢方藥局諮詢的人，有時我也會建議只執行基本養生法。這是因為，**養生法必須持續方可期待見效，進而得以改善體質。**與其設定太多應做事項而無法持之以恆，不如單純長期進行基本養生法會得到比較好的結果。

首先請實踐基本養生法，如果感覺能夠負荷，就再加入其他養生法，並且持續為之。

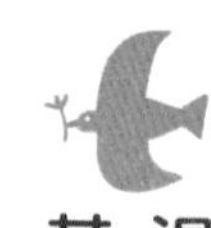

渴望寶寶之人務必施行的基本養生法

我希望各位計畫懷孕者，都必須實行7種養生法。這些是根據我長年經驗，確實感到「做了會更好」的事項。前面已經提過，**它們都是最基本的養生法，就算沒辦法執行其他種類的養生法，唯獨這7項請盡量每天持續下去。**

已經有在實行的人，或許會覺得這些很基本，而且大部分都是常聽到的「對身體有益的生活習慣」。不過，能否實踐這些「理所當然的習慣」會對結果產生巨大的影響。**想要常保身體健康、打造易受孕體質，就必須每天貫徹這些事項，直到它們成為妳不再意識到的習癖為止。**

現在，請一邊確認自己是否有做到，一邊繼續讀下去。

●每天泡澡

別只沖澡，而要泡澡，這點非常重要。泡澡可以充分讓身體升溫，但好處不僅於此。

浸泡在熱水之中，可以均衡地增進全身血液循環。也就是說，血液將會流向每一個角落。**血液流向全身，也就能將氧氣及營養素運送到身體的各個角落。**而積累在身體末梢的二氧化碳和老舊廢物等，也能更頻繁地代謝掉，幫助每個細胞重整待發。**想讓全身所有細胞都保持精神奕奕的狀態，就有必要像這樣每天歸零。**

此外，有在服用中藥或醫院處方藥物的人，若能泡澡增進血液循環，也能讓藥物的效果充分傳遍全身。

日本人可能會覺得「泡澡本來就是理所當然的」，但卻不明白其中的重要性。選擇自己感覺舒適的溫度和入浴時間也無妨，請一定要每天持續做下去。

●早餐喝味噌湯

對每一種體質的人，我都很推薦「早上喝味噌湯」的飲食養生法。我想許多人都會吃麵包類當早餐，但請盡可能想辦法加上味噌湯。

女性隨著年齡增長，必定會迎來停經。停經在中醫學上的解釋，會視為「不再

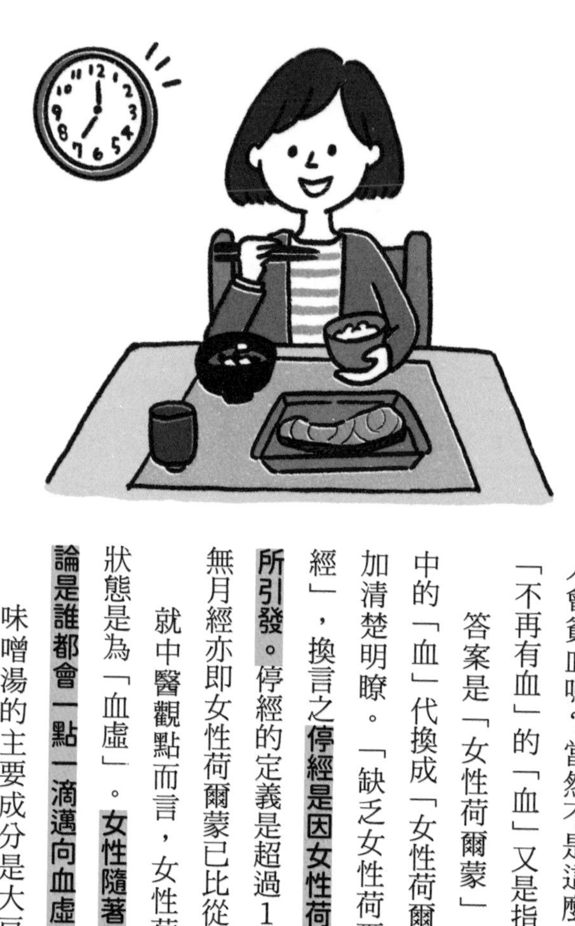

有血能夠產出的狀態」。這代表著停經後的人會貧血嗎?當然不是這麼一回事。那麼「不再有血」的「血」又是指什麼呢?

答案是「女性荷爾蒙」。將前面句子中的「血」代換成「女性荷爾蒙」，就會更加清楚明瞭。「缺乏女性荷爾蒙時就會停經」，換言之**停經是因女性荷爾蒙減少分泌所引發。**停經的定義是超過1年沒有月經，無月經亦即女性荷爾蒙已比從前減少。

就中醫觀點而言，女性荷爾蒙減少的狀態是為「血虛」。**女性隨著年齡增加，不論是誰都會一點一滴邁向血虛。**

味噌湯的主要成分是大豆，**大豆在中醫學上具有補充血液的作用（補血作用）。**

由於屬於食物，因此效果穩健。血虛會隨著年齡增加緩慢發展，大豆穩健的補血作用顯得恰到好處。此外，味噌是發酵食品。基本上發酵食品會轉變成「溫性」，也就是能夠溫熱身體的性質。換言之，**味噌湯是具有溫熱身體及穩健補血作用的食物。**

味噌湯會熱熱地飲用，因此早上喝味噌湯便能在一日之始由內而外溫熱身體，是相當有益的養生飲食。早上沒時間煮味噌湯的人，在白天或晚間煮來喝也不要緊，**但平時生活方式會導致身體寒涼的人，建議在晨間喝味噌湯。**

味噌湯的配料沒有硬性規定。真要說的話，放進各種色彩、各種味道的食材會很棒，但**就算是平常冰箱裡會有的、自己吃慣了的食材也無妨。**習慣用高湯顆粒煮湯的人，也就不必特地熬高湯，而若能活用市售切好的冷凍蔬菜等，甚至不必使用到菜刀。平常沒在煮味噌湯的人，也可以從即食型開始做起，將配料跟味噌加進熱水裡化開即可。能夠每天持續最重要，因此別將自己逼得太緊，請採用容易持續的做法。

●餐點必須營養均衡

記得要用心吃營養均衡的餐點。雖然大家可能會覺得這也很基本，**但增進餐點**

的營養均衡，是安排養生飲食時不可或缺的大原則。

為什麼吃東西時，考量營養均衡很重要呢？且讓我們將之比擬為房屋的建造。要興建房屋，就必須有在現場作業的人（工匠）、對作業人員下達指令的人（監工），以及房屋的材料（建材）。要建造出好的房屋，這3者缺一不可。不論工匠的技藝再怎麼出色、監工的指示再怎麼恰如其分，如果建材不足，終究會蓋出缺少窗戶和柱子的房屋。

倘若工匠等同於構築身體的機制、監工是中藥，那麼食物就是建材。**食物的營養不足或偏重，也會導致身體產生不適。**因此若要打造健康的身體，攝取食物時考量營養均衡就很重要。

攝取均衡營養至關緊要，因此我不建議為了瘦身而極端迴避碳水化合物、肉類、油脂等。請準備飯類、肉或魚、蔬菜、還有湯品，吃得足夠均衡。雖然不必像「一天吃30種品項」那樣過度努力，但如同前面提過的味噌湯配料，能吃各種顏色、各種味道的東西會比較好。

●吃新鮮的食物

這就跟攝取營養均衡的餐點同等重要，我認為打造易受孕體質的基礎，在於食物的新鮮程度。**我希望大家都能盡可能吃夠新鮮的食物。**

對期待高齡懷孕的人而言，重要的是必須盡量減緩身體（尤其卵巢機能）的老化。在第1章中我也提過，女性從一出生時就已擁有卵泡（卵子的囊），其數量會年年遞減。卵泡的剩餘數量無法增加，卵子也無法回歸年輕。為此，全力避免加快身體和卵子老化，乃最重要的事。

身體老化，也等同於身體生鏽（氧化）。相較於不新鮮的東西，新鮮的東西氧化程度較低。此外，就東洋醫學的觀點來說，**新鮮食物含有氣（生命力）。另一方面，放了一段時間的東西即使有血（營養），也不具有氣（生命力）。**試舉一個例子，夠新鮮的鯖魚同時保有著血（營養）和氣（生命力），而鯖魚罐頭即使有血（營養），卻喪失了氣（生命力）。在此我雖舉鯖魚為例，但所有食物基本上都是相同的道理。

懷孕，是新生命的寄宿。我認為**要讓新生命安穩落腳，吃有生命力的食物極爲**

重要。

除了選擇足夠新鮮的食材之外，**更要極力避免購買非現做的炸物和熟食等，如果不得已很想吃，可以自行製作，或去現點現做的店家用餐。**我認為這項觀念也相當重要。

另外，以黃綠色蔬菜為代表，許多蔬菜皆具有抗氧化作用（防止老化的功效），因此尤其建議選擇新鮮的蔬菜。不過營養均衡還是最重要的，請避免只吃黃綠色蔬菜等有所偏重的飲食形態。

●少吃冰冷食物和熱帶水果

在餐點方面，我希望大家能夠考量營養均衡、不要偏食，但當中也有最好避開的食物。

首先，**剛從冰箱拿出來的食物和冰品會使身體變寒，必須極力避免。**尤其使腸胃降溫並非好事。腸胃的功用接近中醫所說五臟六腑中的「脾」，在中醫學上視為身體的根底。**腸胃運作不佳，就不可能打造出健康的身體。**

另外，**熱帶水果（例如香蕉、芒果）在中醫觀點上會使身體寒冷。**事實上，許多過去前來諮詢的客人們，在我確認過後，都會發現他們並不適合熱帶水果。

至於是不是所有女性都應該避免吃熱帶食物，這當然無法一概而論。即使生在日本，若是住沖繩的女性，吃熱帶食物有可能並不要緊；而若是怕熱（在中醫學上屬於熱證）體質者，有時吃起來也不會有問題。這會因人而異，但一般而言還是避開比較保險。

●不吃來自遙遠土地的食物

「身土不二」的概念，是中醫飲食養生的一大原則。**身土不二大致上的想法即是「在腳下的土地（當地），吃當季收穫的東西（當旬食材），對健康會有幫助」。**其實還有更細膩的定義，但為求做到每日實踐，只需認識大略的前提即可。或許會有人感到疑惑：「到哪裡為止叫做當地？」其實不需要想得太複雜，只要「盡可能選擇在地產物、國產品」就可以了。

我認為更重要的，反倒是以身土不二為本，發展出**「不吃來自遙遠土地的東西**

（還吃不習慣的外國產物）」這番概念。這跟剛剛提到的「避吃熱帶水果」，亦有相通之處。

讓我們來談談具體的例子。從前，有位來做中醫諮詢的客人，突然出現了類似皮膚過敏的症狀。由於身體突發異常，當事人也覺得相當不安。於是我詢問客人，當時過著怎樣的生活，原來他從出現症狀的不久之前，剛剛開始吃起了雜糧米。在那份雜糧米之中，除了麥、稗、粟之外，還加了莧籽這種原產於南美洲的穀物。因此，我認為這可能是受到莧籽的影響，請他改吃只加日本常見雜糧的產品，幾天過後症狀就消失了。

另外還有一位客人，身體從某個時間點開始出現問題，在我仔細詢問之下，發現他開始使用椰子油的時間點，跟身體狀況失控的時間點一致，我一請他停止使用椰子油，狀況便有所好轉。

諸如「國外名人也愛用的超級食物！」等，**新奇的東西總是很有魅力，會讓我們期待用在自己身上或許也會產生某些助益，但實際上並非盡是好處。**

以「不吃不習慣的東西」這個觀點重新審視一下飲食生活，就能建立起判斷基準，供我們在面對各類健康食品、潮流食物的時候，能夠知道哪一些可以嘗試看看、哪一些又是最好避開。

那麼吃不習慣的食物和外國產品，是不是絕對吃不得呢？事情當然沒有絕對。相信有些人就算吃了也不會出問題。不過，**打造易受孕體質的道理，就跟保持身體健康幾乎相同，「避開可能引發不適的東西」這樣的防守態度也很重要。**平時吃得很習慣的食材雖然不會帶來奇蹟似的效果，卻也不太可能引發原因不明的不適。因此我才會告訴大家「吃國人從過往就有在吃的食物會比較好」。

●晚間10點前就寢

這也是老生常談，相信有人會覺得：「我雖然知道道理，但就是很難早睡。」我之所以還是得提，是因為在我們漢方藥局，長年確認過許多求診女性的身體狀況，我實際體悟到，**有最多人是因爲在晚間10點前就寢，使身體狀況得以好轉。**

「我工作忙碌，根本沒辦法在晚上10點就去睡覺！」如果妳是這種情形，就請想辦法調整每天的生活節奏，最晚在午夜0點前務必就寢。

以上就是基本養生法，談起養生法，我想許多人都會想到因應寒涼的對策。「末梢冰冷」是因寒涼引發不適感的狀態，若有末梢冰冷的問題，有些人會覺得「必須溫熱身體才行」，而在腹部、腰部貼上暖暖包。不過實際上，並非所有人在增加溫度之後，都能改善末梢冰冷的情況。

有末梢冰冷問題的人，請試著確認基礎體溫。低溫期的基礎體溫不到36℃者屬於低體溫，這有可能是形成不孕的因素。另一方面，基礎體溫如果正常，末梢冰冷就不太會是不孕的直接影響因素。這類人經常都有瘀血或氣滯（肝氣鬱結）的體質，最終會演變成血液循環不良，體內的熱有可能並未傳送到各個角落。

而同樣為末梢冰冷體質的人，應對方式也會依類型而異，因此如果有心處理，就要試著確認中醫體質。

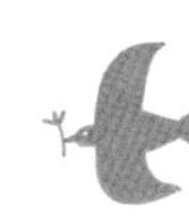

改善中醫體質的養生法

從這篇開始，我將會介紹容易跟不孕產生關聯的6種體質各有哪些養生法。在第3章確認符合哪些中醫體質後，就要盡可能實行相對應的養生之道。如果該做的內容太多、無法負荷，則請找出勾選項目最多的體質，持續執行該種體質的養生法。

●氣虛的養生法

氣虛是**能量不足，身體機能變差的狀態。**這種能量不足，原因經常是工作過量、「脾」從食物製造出「氣」的機能（接近於腸胃運作的機能）變虛弱、流太多汗等等。

因此就該實踐**不消耗能量、能培養體力的習慣**，包括應留意別工作過頭、適度運動（很推薦走路）、適度休息、早睡早起避免熬夜、用心維持充足睡眠等。這每一項本都是理所當然，只要堅持就會有好結果。無論如何，就算緩步前行，只要能確實持續下去，就能達成養生的目的。

在餐點方面，基本上應促進「脾」製造氣的效能。**咬下去會有甜味的食物（穀類、薯類）**能夠提升脾的效能，因此請記得要以穀類為主，吃得充分均衡。

重點是，**在嘗到穀類的甜味之前，必須充分嚼食。**另外，**別吃過量也很重要。**吃太多油膩、生冷的東西，會降低「脾」的效能，因此要盡量避免。

●血虛的養生法

血虛主要的表現為**女性荷爾蒙不足或機能變差、貧血、營養不良**等情形，主要應採飲食養生，必須重新審視每一天的餐食。

我推薦攝取**納豆、豆腐、味噌等日本人自古食用至今的大豆製品，效果好又很安全。**另外雞蛋也很有幫助，而如果會貧血，則要刻意攝取紅肉、肝臟、心臟等含有鐵質的食物，如果不愛吃肉類，則可選擇紅肉魚（鮪魚、鰹魚）、水果、葡萄乾等。以身土不二的原則而言，最好別吃黑棗乾（prune），但就我的經驗，不適合的人似乎不多。不過，討厭黑棗乾就代表著不適合，這樣的人最好避免攝取。

●腎虛的養生法

在中醫學上，**身體機能隨著老化變差**，就稱為腎虛。腎虛的人要留意**充分嚼食、即使走得慢也要每天步行（適度運動）、適度休息**等。另外關於不孕，我建議腎虛者也要執行血虛的養生法。

對腎虛者而言，「吃得營養均衡」、「盡可能吃新鮮的東西」等基本飲食養生之道尤顯重要。**泡麵等即食食品、炸物、放置一段時間（已氧化）的家常菜等，都要極力避免。**

●氣滯（肝氣鬱結）的養生法

氣滯是**氣（能量）處於壅滯的狀態。**因氣滯影響到精神、情緒，就稱為肝氣鬱結。在氣滯（肝氣鬱結）的狀態下，**排解情緒相當重要。**

早晨時做延展運動，相信無論是誰，都能產生一定的效果。除此之外，做哪件事情可以排遣心情，每個人都不一樣，因此無法一概而論。有人能靠運動排解，也有人透過跟人談話來排解。箇中道理並不重要，重要的是**實際嘗試之後，能否確實感到**

「舒暢」、「心情更輕鬆了」。

另外，我很推薦紫蘇、青紫蘇葉、薄荷、柑橘類、茉莉花茶等，具有香氣的東西。**如果喜歡某樣東西的香氣，不妨加進餐點和茶之中。**

●瘀血的養生法

瘀血是**血液阻滯，血流變差的狀態。**對瘀血的人來說，行走是相當重要的養生法。**盡可能每天都要不攜帶物品、中間不休息地步行20分鐘以上。每週持續超過4次**，將可望改善血液循環。

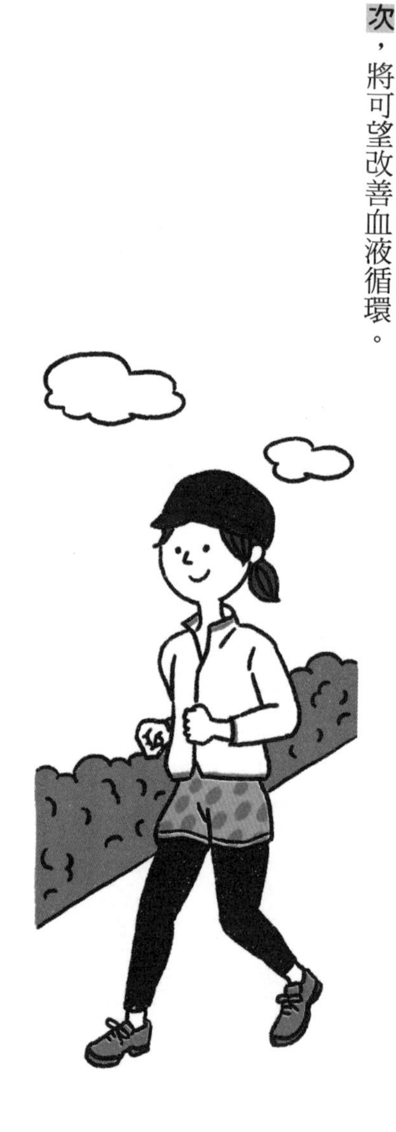

而所有類型都共通的、**每天（包括夏天）泡澡**的習慣，對瘀血者而言是尤其重要的養生法。

瘀血的應對方式同樣也會因人而異，但基本上我建議**避吃高油食物，積極攝取小松菜、菠菜等深綠色葉菜及海藻類。**唯獨甲狀腺機能有問題的人，應避開海藻類。

●熱證的養生法

熱證是**身體熱氣過剩的狀態**。易興奮的人，尤應**緩慢進食、緩慢泡澡，緩慢地生活**以達養生目的。

此外，在醫院施打荷爾蒙藥物而導致體溫徐徐上升的人，由於不是生病，並沒有特別需要執行的養生法。

熱證是身體帶熱的狀態，因此要多攝取**深綠色葉菜、夏季蔬菜等能爲身體降溫的食物**，以及綠茶等帶苦味的飲品，並且避免食用會增加體內熱氣的食物，這是飲食養生的原則。

吃太多辛辣或油膩食物、飲酒過量，體內就容易積熱，因此都需避免。

另外，在帶苦味的東西之中，有一些人並不適合喝咖啡，因此平時沒在喝的人不必勉強飲用，經常喝的人也要注意別喝過量。

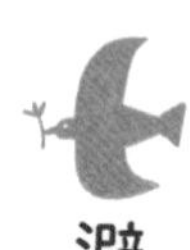

避免婦科疾病惡化的養生法

此處我將為患有婦科疾病的人，介紹靠自己就能辦到的養生法。**在醫院接受診斷後，請試著同時執行基本養生法和各中醫體質的養生法。**許多婦科疾病都重在飲食養生，因此尤應重新審視餐食。不過，這些是用來避免疾病惡化的養生之道，如果已經必須做手術或接受西醫治療，光靠養生之道當然無從改善。另外，要改善體質，除了養生法之外，仍應並用中藥為宜。

● 全數婦科疾病

有婦科疾病的人，**應極力避免攝取乳製品（牛奶、優格、鮮奶油等）。**偶爾吃倒是沒關係，但請避免每天習慣性地攝取。

● 多囊性卵巢症候群（PCOS）

多囊性卵巢症候群（↓P．174）的養生法，主要是飲食養生。接下來要介紹的飲食養生，在依據哈佛大學調查所寫成的《易受孕的飲食生活》（暫譯，原書由McGraw-Hill Education 發行）一書中有著詳細說明。此書所寫出的關鍵重點，以及予以因應的養生法如同下述。

首先，書中認為**最好避免急遽提升血糖值的飲食生活。**因此我所建議的飲食養生，包括少吃甜食、精製小麥（避免只吃義大利麵和麵包的餐點）；在開動時先吃蔬菜，抑或是拿其他東西跟蔬菜一起吃；吃白米飯時，要一邊飲用配料豐富的味噌湯。

關於油品，**含有大量反式脂肪酸的食物最好別吃。**重要的是盡量不去攝取人造奶油（Margarine）、酥油（速食店的炸油、大量生產的餅乾及甜麵包所使用的油）。

另外，**最好別吃太多動物性蛋白質（尤其是肉類）。**基本上應減少攝取動物性蛋白質（肉），增加攝取植物性蛋白質（大豆類）。另一方面，魚和蛋對身體沒有負面影響，好處多多。因此實踐的方式是，主要菜餚應以魚、肉交替，攝取深綠色蔬菜，每天都要食用味噌、豆腐、納豆、豆皮、水煮豆等使用大豆的配菜。

●子宮內膜異位症（巧克力囊腫、子宮腺肌症）

子宮內膜異位症（↓P・179、P・183）所需要做的，跟多囊性卵巢症候群可說幾乎相同。請試著實踐少吃甜品、精製小麥製品的原則，選擇全麥麵粉做的麵包等，吃白米飯的時候，務必安排含大量膳食纖維的菜色（跟配料豐富的味噌湯一起吃），極力避免食用人造奶油、市售甜點及速食，交替吃魚和肉，每天都要吃大豆類配菜等。

●甲狀腺疾病（甲狀腺機能亢進症、甲狀腺機能低下症）

甲狀腺疾病患者，最好不要攝取海藻類。有些醫院會說吃海藻類也不會出問題，但我認為患有甲狀腺機能亢進症（葛瑞夫茲氏病↓P・188）、甲狀腺機能低下症（橋本氏病↓P・189）的人，最好都要避免攝取。

●早發性停經

患有早發性停經（↓P．178）的人，請每天吃1顆蛋。近年來已經得知，可顯示卵巢年齡（卵子庫存量指標）的抗穆勒氏管荷爾蒙（AMH）跟膽固醇數值有著關聯。據信膽固醇數值偏高的人，抗穆勒氏管荷爾蒙通常也會較高。換言之，將膽固醇數值維持在稍高的程度，抗穆勒氏管荷爾蒙可能比較不會降低。

雞蛋富含膽固醇，因此很推薦食用。不過膽固醇數值已經過高的人、對蛋過敏的人當然不用說，討厭吃蛋的人也必定不適合蛋，因此都不需要勉強攝取。

●自律神經失調

自律神經失調，分成壓力導致發病，以及不曉得有何壓力來源，卻仍然發生的情形。

如果找不出壓力來源，就要**養成早起習慣，早上起床的時間、晚上就寢的時間、吃飯的時間都要固定，每天以相同的步調生活，調整身體的節奏。**身體節奏是由起床時間（曬到日光的時間）、用餐時間所控制，將這些時間維持固定，就能達成養生的目的。睡覺時間就算固定，有時也會無法入睡，但起床時間只要自行決定就能實行。早上不論多睏都努力爬起來，最終身體就會感覺疲憊，到了夜裡就會想睡。重要的是要持續做到這個境界。

如果發病原因是壓力，**除了調整生活步調之外，重點在於每天都要盡可能在當天就抒發掉累積的壓力。**抒發方式因人而異，請找到屬於妳的方法。這部分跟中醫學上氣滯（肝氣鬱結）的養生法（↓P・123）幾無二致。

另外，高泌乳素血症、濾泡期變短、黃體機能不全、子宮肌瘤、輸卵管阻塞、不育症皆沒有個別的養生法。

上述疾病即使按理論設計出養生法，實際上仍有可能效果並不明顯，又或者在不同人身上大有差異。患有這些疾病的人，請持續執行基本養生法，以及個人中醫體質的養生法。

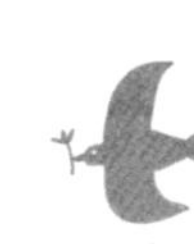

持之以恆實行養生法，提升懷孕能力

前面談論了一些我所推薦的養生法。我想應該盡是大家以往都曾聽過、會認定為理所當然的事項。或許也有人會覺得：「做這種再基本不過的事，真的能夠幫助受孕嗎？」

我相信光靠這些養生法，應該很少人能夠在短期內獲得讓人驚喜的變化。**養生法是極重要的治療輔助措施，但終究不是治療。**

不過，就我目前為止的經驗，**勤於確切實踐養生法的人，身體狀態毫無疑問會逐漸變好。**

在這裡讓我們來確認一下，「易受孕的身體」是怎樣的身體。

想要懷孕，首先有必要改善身體狀態，最終使卵巢功能變好。接著，位於卵巢內的卵泡充分發育，當中的卵子若能在品質良好的狀態下排卵，將會比較理想。然後終於，卵子在遇見精子後受精，順利成長，方能在子宮著床。

子宮迎接受精卵後，會令子宮內膜維持偏厚的狀態，一路守護並孕育胎兒，直到小寶寶順利誕生。為了從胎盤將營養和氧氣充分送至胎兒，促進全身的血液流動很重要。

正因如此，**渴望寶寶的人不應該只關注卵巢、子宮和女性荷爾蒙，改善整個身體的狀態，其實才是最重要的。**

很少有人一實踐養生法就能馬上見效，但還是請各位一步一腳印、勤勉地持續下去。

在高齡時渴望懷孕的人，可能會覺得「哪有時間慢慢耕耘？」。不過，**就算一開始像在繞遠路，長遠來看仍將出現明顯差異。**此外，在接受中醫治療的時候，養生法也能形成助力，令中藥更容易發揮效果。

養生法就像護膚保養一樣。保養肌膚，或許很難立刻感覺截然不同，不過持續了5年、10年的人，跟向來什麼都不做的人，肌膚的光澤總是會產生差異。養生法也是相同的道理。**心裡明白而去實踐，或是光明白卻什麼也不做，兩者之間會產生巨大的落差。**

努力不懈地去做，當養生法成為自然而然的每日生活習慣，妳可能就會發現「說起來，以前讓我很煩惱的不適情形，最近都沒再發生了耶」。

花時間慢慢改善的身體，並不會輕易就故態復萌。像這樣**投注時間確實改善體質，就能延長第1章所談到的滑翔翼飛行距離（可能懷孕的年齡），打造出容易受孕的身體。**

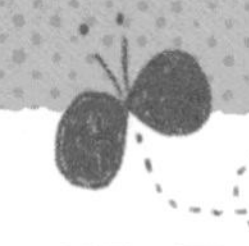

早發性停經卻成功懷孕，順利產下寶寶！

30多歲・治療經歷7年

我因爲子宮內膜異位症做了2次卵巢手術，結果卵泡就不再發育了。雖然跑了醫院，但幾乎都處在根本無從治療的週期。後來有人介紹谷醫師給我，我選擇相信他所開立的中藥，並且持續服用，最後竟成功懷孕了！

我以前吃西醫的藥都無法充分孕育卵泡，只能觀察自然週期的情形，假使卵泡幸運發育出來，就取卵、做胚胎移植，一直在重複這些步驟。在此之中，我認爲中藥發揮了相當強勁的力量。谷醫師每次總是認眞思索，開立適合我的藥方，我很慶幸自己寄予信任，持續了下來。

我的不孕期間總計7年，長到我都想放棄了，但谷醫師從來沒有放棄希望，總是鼓勵著我。在我孕吐的時期，他也說「如果很不舒服就過來我們這裡」，讓我覺得並不孤單。我眞心感激，非常謝謝他。

中醫治療部分

這位小姐的ＡＭＨ（卵子庫存數的指標「抗穆勒氏管荷爾蒙」）低於0．1ng／ml，在未使用荷爾蒙藥物的狀態下，濾泡刺激素（ＦＳＨ）經常高於80mIU／ml，處於早發性停經的狀態。

她對中藥的適應性很不錯，服用合適的中藥時，濾泡刺激素（ＦＳＨ）的數值曾經下降到10～20mIU／ml左右。

展開中醫治療將近1年，她就成功懷孕，很遺憾最終流產了。不過她重新出發，在吃中藥的同時，亦往返擅長治療早發性停經的西醫院，約1年半以後懷孕了，並且平安產子。實在令人開心。

服用的中藥

經過不斷嘗試錯誤，我因應她的狀態，開出具補血功用的四物湯、改善更年期症狀的中藥等，約2年之間使用了形形色色的中藥。

第5章

找到適合自己的懷孕計畫

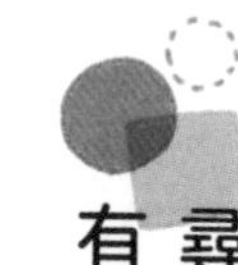

尋找「適合自己的懷孕計畫」時，有些事項很重要

「我不曉得現在的治療適不適合自己……」

「我將來真的能懷孕嗎？這項治療究竟得做到什麼時候？」

在計畫懷孕的過程中，相信大家會不止一次像這樣憂心忡忡。

懷孕要成立，需要好幾個必要步驟，更得部分仰賴受精卵這樣微小的生命力量。就像馬拉松賽事的實況轉播，**我們並不清楚目前已經前進到什麼地方，以及還有多遠才能抵達終點線。**

另外，在聽聞「朋友吃這種營養品就懷孕了」、「好像有藝人去看那間醫院就懷孕了」之類的消息時，自己是否也該嘗試？是否應該換家醫院？心情總會相當搖擺不定。

我認為雙管齊下，同時採納東洋醫學和西洋醫學，才是通往懷孕的捷徑。畢竟若能盡量運用每一種可用資源、走距離最短的路線，也就不必花費超出必要的時間和金錢了。

但我並不是在建議大家營養品、花草茶、針灸、按摩等樣樣都來。如果超出可負荷的限度，即使本來想走捷徑，也可能會變成繞遠路。適合別人的方法未必就適合妳，在不適合自己的情況下，還可能使身體狀況變差。

所以，我們該如何去面對各式各樣的助孕法呢？首先在持續治療的過程中，**掌握目前身體處於何種狀態、正朝著什麼方向邁進**，是相當重要的。接著，**若想嘗試新的助孕法，則要確認那是否適合自己。**

為此，**我建議大家要確認基礎體溫和自覺症狀的變化。**雖然精密程度不比醫院的檢查，靠著這2個項目，還是能夠掌握當下的狀況。

不過此處所要介紹的，是想自行展開某種新的助孕法時，能夠用來確認的方法。**由西醫院、中醫院所開立的藥物和營養品，就算感覺不出效果，也不可以擅自斷藥，請務必跟負責的醫師討論。**

在這一章裡，我將會談到確認基礎體溫和自覺症狀變化的方法、我對營養品和健康療法的看法，以及挑選西醫院和中醫院的方式。

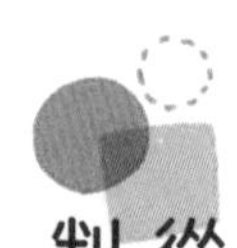

從「基礎體溫的變化」，判斷是否已變得容易受孕

當女性客人來我們這裡諮詢時，我透過觀察基礎體溫的變化，就能在一定程度上推測當下的中醫治療是一切順利，或是正陷入苦戰。拿展開治療前的基礎體溫，跟展開治療一定期間後的基礎體溫相比，**倘若正在朝好的方向前進，基礎體溫也會逐步接近理想狀態。**舉例而言，下列變化就是正在朝有益方向發展的徵兆。

- 原本過短的高溫期（不到12天）變長。
- 高溫期的基礎體溫曾經未達36．7℃，如今則超過36．7℃。
- 高溫期不再中途掉到低於36．7℃。
- 高溫期的基礎體溫曾高於37℃，如今則進入36．7℃～37℃的範圍內。
- 高溫期的基礎體溫忽上忽下（呈鋸齒狀）的情形漸漸減少。
- 低溫期和高溫期曾經沒有差異、互不分明，如今則出現了清楚分明的週期。

基礎體溫如上述變化的人，之後經常都能夠懷孕。

當然，縱使基礎體溫轉趨理想，也不代表所有人都能懷孕。相反地，基礎體溫未變理想就無法懷孕嗎？答案也是否定的。不過**「基礎體溫朝理想狀態靠近」，就代表著此種中醫治療和養生法適合當事人，已使女性荷爾蒙的分泌狀況變好了**，這就會是得知治療進展的重大指標。

觀察基礎體溫的變化時，應該注意2個要點。

首先，**每天都要持續測量基礎體溫。**這是因為在確認基礎體溫的變化時，若能跟大約數個月至1年前的基礎體溫互做比較，會更加清楚明瞭。

另一點則是**必須考慮增齡和藥物等因素所導致的變化。**從38歲左右開始，基礎體溫混亂的情形會逐漸增加，如高溫期變短、溫度變低，或圖表線條變成鋸齒狀。此外，若在醫院接受荷爾蒙補充療法，高溫期的基礎體溫將會更容易升高，而在工作壓力下亦可能出現鋸齒狀的線形。如果沒有將這些因素排除掉，就會覺得「一直沒辦法進入理想狀態」、「變成鋸齒狀，是不是我的狀況變差了？」而焦急難安。

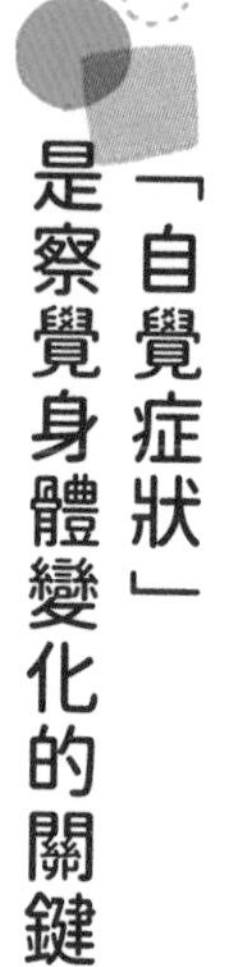

「自覺症狀」是察覺身體變化的關鍵

要知道自己的身體狀態正在朝好的方向變化、或是壞的方向變化，尚有另一項判斷標準。那就是**自覺症狀的變化**。

所謂自覺症狀，即是異於平時的症狀、不舒服的症狀。具體來說包括生理痛、不正常出血、貧血、便祕和腹瀉、水腫、末梢冰冷、頭痛、肩膀酸痛、失眠等。倘若出現自覺症狀，請試著以數個月、半年、1年為單位，比較看看狀況是變輕微了、還是惡化了。**如果實際感覺到「對了，以前一直困擾我的不適症狀，現在已經消失了」，就是身體狀況變好的徵兆。**

在這裡，我希望大家記住一件事：**忘掉過去有過的症狀，就會搞不清楚什麼地方已經獲得改善。**

舉個例子，曾經有個人想要懷孕，卻具有更年期障礙的症狀，熱潮紅、暈眩、想吐、喉嚨卡卡，還為失眠所苦。吃了最初的中藥，使熱潮紅的症狀消失後，就變得相當介意暈眩。接著，當暈眩的症狀消失，又在意起失眠問題。跟熱潮紅及暈眩相比，失眠無法立即見效。此時，由於此人已經忘記以前還有過2種症狀，於是表示「吃了中藥也沒有變好」。即使我說「咦？熱潮紅跟暈眩不都改善了嗎？」，當事人卻早已忘得一乾二淨。於是我拿出他上門求診時所寫的問診單，對方才進入狀況。

這並不是個案。任誰都可能發生這種情況，因此從平時開始記錄自覺症狀的變化，也就顯得相當重要。

若能在中醫治療、助孕法開始實行前先記錄身體的狀態，就能拿來跟執行數個月以後的狀態做比較。舉例來說，開始吃中藥之前很容易疲憊，吃了以後就比較不會累了；或者過往生理期總是只持續3天，現在卻有一些月分會持續到4天等等，**如果自己介意的症狀正在好轉，可以說體質就已經開始有了改善，而且代表該種中藥是適合自己的。**

我將應記錄的要點整理成身體狀況確認單，放在下一頁。請影印下來，每幾個月至半年記一次都好，請定期做記錄。

※影印下來，
試著每數個月至半年記錄一次。

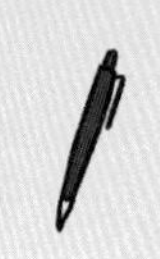

目前的身體狀況

- 疲勞、倦怠感　(極強・少許・不太)
- 食慾　(有・無)
- 胃脹、胃痛　(每天・有時・從不)
- 便祕　(有・　天一次・無)
- 腹瀉、軟便　(有・無)
- 心悸、氣喘吁吁　(有・無)
- 肩膀酸痛　(有・無)
- 末梢冰冷　(有・無)
  部位　(全身・腿・手・腳尖・指尖・其他　　　　　　　　)
- 水腫　(有・無)
  部位　(全身・臉・腿・手・其他　　　　　　　)
- 失眠　(有・無)
  若有，具體情形爲(難以入睡・中途醒來・很早醒來・無法熟睡・其他　　　　　　　　)
- 貧血、更年期症狀
  (熱潮紅・心悸・暈眩・不安感・生理期不順)
- 伴隨增齡出現的症狀
  (　　　　　　　　　　　　　　　　　　　　)

目前有無疾病

- 疾病　(有・無)
  病名(　　　　　　　　　　　　　　　　)
- 正在服用的藥物(　　　　　　　　　　　　)
- 正在服用的營養品(　　　　　　　　　　　)

其他目前較介意的身體狀況

____

____

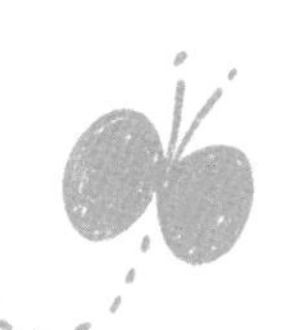

身體狀況確認單

日期　　　年　　月　　日　　體重　　　kg

目前的生理狀況

- **生理週期**　　週期爲（　　　　）天
- **生理期間（天數）**　（　　　）天

　具體而言（經血量較多的有　　　天）
- **經血量**　　（偏多・普通・偏少）
- **經血血塊**　　（有・無）

　若有，血塊量（偏多・普通・偏少）
- **生理痛**　　（有・無）

　若有，是否有吃止痛藥（有・無　在生理期間吃了　　次）
- **經前的症狀（經前症候群〔PMS〕等）**　（有・無）

　若有，具體情形爲（　　　　　　　　）
- **不正常出血**　　（有・無）

　若有，時間點爲（　　　　　　　　）

生理期的變化（跟25歲以前相比）

- **生理週期**　（變長・不變・變短）
- **經血量**　（變多・不變・變少）
- **生理痛**　（增加・不變・減少）
- **不正常出血**　（增加・不變・減少）

　若增加，時間點爲（　　　　　　　　）

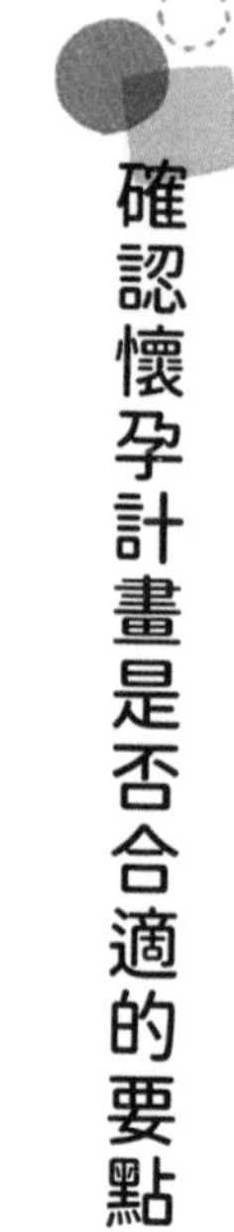

確認懷孕計畫是否合適的要點

確認完基礎體溫和自覺症狀的變化之後，接著請確認目前正在進行的助孕法，是否適合自己。

● **身體狀態有改善，就持續下去看看**

若有持續性記錄基礎體溫和自覺症狀，就能在幾個月後、半年後、1年後明白自己的身體有了何種變化。

舉個例子，假設妳有以下的困擾：

● **月經週期偏短**

● **生理期天數偏少**

● **經血量偏少**

- 嚴重生理痛
- 因手腳冰冷感覺不適
- 易疲倦且沒食慾

這樣的人在服用中藥一定期間之後，跟過往的狀態相比，可能會感受到以下變化：

- 月經週期漸漸變長
- 生理期天數漸漸增加
- 經血量漸漸增加
- 不再感覺生理痛
- 漸漸不覺得手腳冰冷，或手指、腳尖不再冰冷
- 不再因爲一點小事就感到疲憊，且有了食慾

這些都是好預兆，表示朝這個方向努力時，使用的中藥和其他助孕法都適合身體，狀況相當順利。

若有將每天基礎體溫的變化，以及何時、在何處、有過何種不適都先記錄下來，就能像這樣比較過往跟現在的身體狀態。

當不清楚治療是否順利而感到挫敗時，如果目前的狀態有比從前的狀態來得好，**就算還沒有達到懷孕的成果，至少會知道身體正朝著好的方向進步、正在成為更容易受孕的身體。**

這種時候，就繼續嘗試目前的做法吧！

●感覺不適合的做法，要向專家諮詢

一心一意只想懷孕，這個也做那個也做，反而導致難以受孕。如果事情變成這樣，真的會非常可惜。所以最重要的是，**別對坊間的好評、他人的經驗談來者不拒。**

例如，聽聞有在自行按壓穴道的人懷孕了，於是自己也每天按起了穴道，假使妳發現基礎體溫比從前還要紊亂，那麼按壓穴道可能不太適合妳。

當基礎體溫和身體狀況出現不容忽視的惡化，懷疑某種做法可能不適合自己時，就要與專家討論看看。

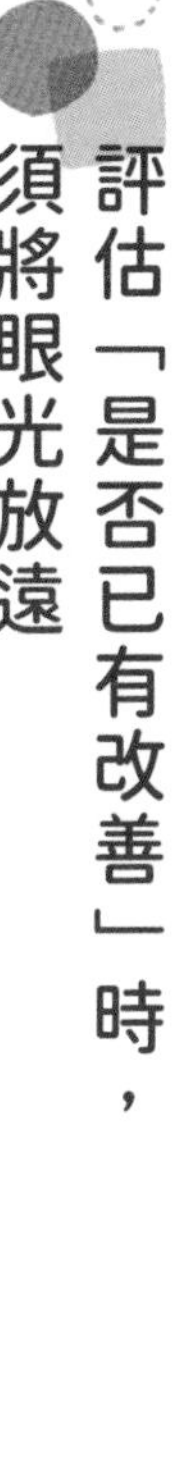

評估「是否已有改善」時，須將眼光放遠

一項助孕法是否適合自己，在短期內無法得知。舉例來說，開始喝某種中藥1～2週後感覺沒效果，於是選擇放棄，這樣子就太草率了。我們有必要將眼光放遠一點。

當「身體正朝著好的方向變化」，許多人都會將改善的情形想像成次頁圖示那般，呈一條從左下往右上攀升的直線。

然而，**實際逐步改善的情形，卻經常會反覆上上下下。**基礎體溫尤其如此。它會不斷地改善又微幅變差，直到有天發現，狀況已經變得比從前好上許多。很多人改善的模式都是這樣。

這就跟季節變遷非常相似。從冬天變成春天，再變成夏天的時候，總要不停乍暖還寒，直到回過神來，早已是炎熱的夏天了。人類也是大自然的一部分，因此身體的變化也是一樣。

此時應該注意的是，如果只關注著上上下下時「往下」的時間點，看起來就會像是正在惡化。這種時候可別一心急就盲目尋求別種做法，我希望大家能先喘口氣。請確認**整體而言、長期而言，身體是否正往好的方向邁進。**

例如，若高溫期的基礎體溫已比從前升高，但下一週期卻稍微往下掉，請不要光看基礎體溫的單次變化就下判斷，若能試著將眼光放遠一些，便會明白身體狀況是否正在逐步地改善。

一般對體質改善的想像

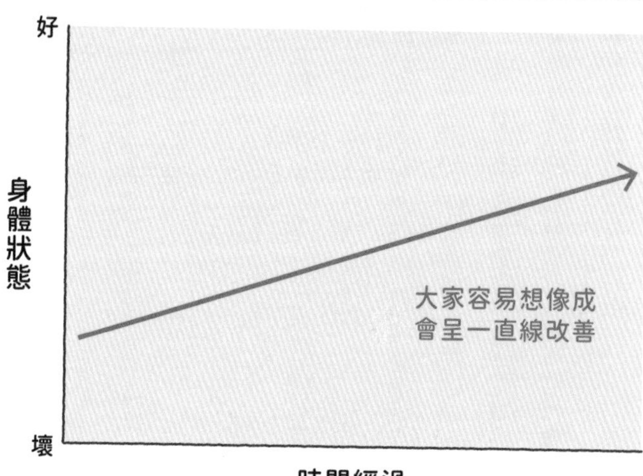

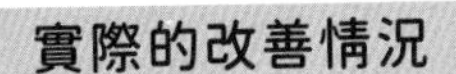

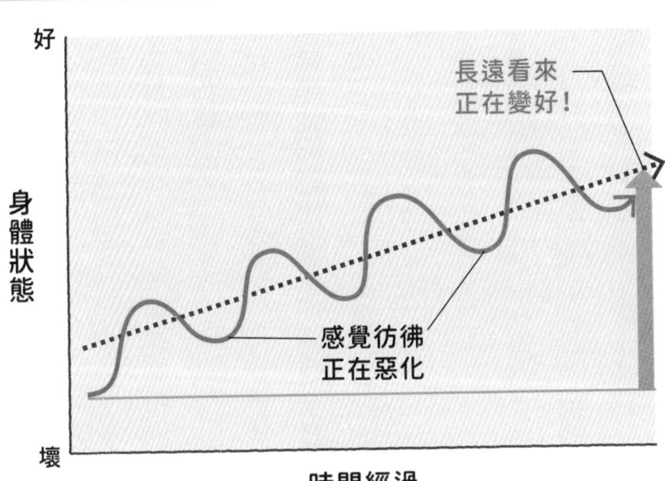

觀察時，至少應該參考3～4個月的情形。如果身體狀況經過半年、或1年以上都未見改善，我想就可以視為不適合了。

養成這種以長期性來檢視事物的習慣，就能減輕焦慮和迷惘。

此外，還有一點不能忘記，**不論採用何種助孕法，最基本都該調整好生活習慣。**假使不願實踐第4章介紹過的養生法，選擇吃沒營養的餐點、只淋浴不泡澡、喝冰啤酒、熬夜……過著這樣的生活，困擾的狀況將會很難改善。請先執行最根本的養生法，並確認其他外加的對策是否適合自己。

營養品的相關注意事項

如今在坊間，標榜「可助孕」的營養品多不勝數。社會上充斥著如此多的資訊，相信很難置若罔聞。

不過，請大家回歸最基本的概念。**營養品是「營養補充食品」。**換言之，**這項多是「輔助」的作用，而主體（最主要的部分）仍舊應該是在大自然中長成的新鮮食物。**妳的身體要讓新生命寄宿其中，就應該攝取充滿生命力的食物。

接著，針對容易缺乏的維生素、礦物質，透過部分營養品來補充倒也無妨。除此之外請避免使用其他營養品。

某些營養品中含有西洋的藥草（herb），某些則含有跟女性荷爾蒙作用相近的成分，或功效近似於中藥的成分。**當這些物質與妳的體質有所衝突時，身體狀態就有可能變差。**尤其請避免將中藥、西藥，跟這些作用強勁的營養品一起使用。

有一次，在我們漢方藥局看診的客人基礎體溫突然大亂，因此我調整了中藥。

但之後還是未見改善，我再度改變藥方，結果狀況反而惡化了。我百般思索原因究竟為何，對方才告訴我他開始吃起了某種營養品。該營養品加了近似女性荷爾蒙的成分，我請他停止服用後基礎體溫就獲得了改善。這類情事曾經發生過好多次。

在第4章，我曾用建造房屋來比喻吃東西，**假使吃著中藥或醫院藥物，還一邊吃著作用強勁的營養品，就好比是在一間房屋的建築現場，配置了2位監工那般。**若2位監工分頭給出不同指示，就無法建造出像樣的房屋。因此，**藥草類、中藥類，抑或是功用近似於女性荷爾蒙的營養品，我尤其希望大家不要使用。**

「對懷孕計畫有益」的健康療法，執行時的注意要點

計畫懷孕者總是為了懷胎費盡心思，努力地做推拿、針灸、上瑜伽課……相信妳應該也是這樣。

經常有人會問我：「現在我都會固定去〇〇〇，您覺得我應該繼續下去嗎？」（〇〇〇可以填入做推拿、做針灸、做瑜伽等。）

面對這個問題，我無法一概答覆「這個好、那個不好」，但在這件事情上，**身體狀況的變化同樣也是重要指標。**

就算聽說「去做○○○會更容易懷孕」，假如每次去做身體狀況都惡化，必須休養個2週才能慢慢復原……持續做著這樣的事情，想必很難幫助妳成功懷孕。

基礎體溫和自覺症狀是否改善，是檢核助孕法成效的參考標準。不過實際上，也有人並不具有自覺症狀，或者在基礎體溫方面沒有太大的問題。若是這類型的人，請用**「持續做這件事情，總覺得狀況很不錯」**來當作標準。如果有這樣的感受，我想就可以再持續一陣子看看。

另外，還有一點想跟大家分享，那就是我對居家助孕體操、按穴道、針灸等行為的看法。做體操、按穴道、針灸本身絕不是壞事，但我**並不建議看著書籍或網路上找到的資訊自己做。**相信許多人都有自行嘗試的經驗，因此當聽到「不建議」時，或許會覺得：「我想在個人能力範圍內做點有益於懷孕的事，為什麼不可以？」

這是因爲，大部分人自行執行的時候，都沒辦法做得很正確。如果只是做得不夠好也就算了，但實際上卻有人因為方式做錯了，造成月經不順、增加生理痛、引發髖關節疼痛或腰痛。而當我請這些人停止做體操或按穴道以後，上述症狀就消失了。

大家都是認為會對身體好，才會去實踐上述辦法，因此就算出現不好的症狀，也不會想到原因竟是出在那裡。**若不明就裡地長期執行下去，反倒有可能使懷孕更加困難。**希望各位都能避免此種情況。

基於這樣的理由，我通常會要求客人，應避免只參考書籍等資訊，就自行按壓穴道。來我們這邊諮詢的人，如果有在自行按壓穴道，都是固定到我所介紹的針灸師那裡看診。這位老師技術精湛，每次都會配合患者當天的狀態改變按壓穴道的位置。另外，也會按照患者當下的身體狀況，逐次挑選出回家後可自行按壓的穴道位置，並用簽字筆在身體上做記號。我認為治療必須縝密到這種程度，患者才有可能好轉。

因此，**如果想要按壓穴道，請尋找能夠改善自己身體狀況的針灸院所，直接接受專家的指導。**

助孕體操也是一樣，如果是從書上得知，**在執行前即使一次也好，應該要向設計出該套體操的人，或確實知道該怎麼做的對象直接學習。**這類體操經常會有從照片和影片看不出來的要領。

請專家直接指導會產生費用，大家或許覺得這樣很貴。不過，**用錯誤的方式去做，投注了時間和勞力卻不曉得到底有沒有效，最終反倒惡化……與其讓事情變成這樣，不如直接學習效果遠遠更好，也不會造成時間和金錢的浪費。**

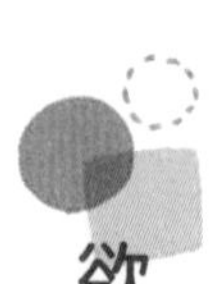

欲做不孕治療時，挑選西醫專科醫院的要點

如果希望省時省錢，以最短的距離邁向懷孕，該挑哪間西醫專科醫院做不孕治療同樣事關緊要。

35歲以上的人，挑醫院時最重要的，在於一間醫院是否擅長自己所適合做的治療。要判斷「適不適合自己」，包括卵巢機能的狀態、欲接受何種層級的治療、醫院的治療成績等，都是需要探究的因素。

具體而言，請根據下列要點來評估。

● 在醫院確認卵巢機能的狀態

年過35之後，每個人的卵巢機能會漸漸出現差異。即使超過35歲，有些人的機能仍跟20幾歲時沒有不同，也有些人的機能已經糟糕到跟50幾歲停經時差不多，亦有人已經早發性停經。因此，**首先記得到醫院接受檢查，確認卵巢機能的狀態。**

「挑醫院的第1項要點，是先在醫院接受檢查」這句話或許聽起來有些矛盾，但卻極其重要。這是因為，**倘若卵巢機能已經顯著變差，接下來所要提的「治療層級」、「交通便利性」等挑選醫院時的要點，就大多顯得無關緊要。**假設情況很差，原本「想先從計算黃金受孕期做起」的人，有可能必須以體外受精為第一選項，為了往返可做深度治療的醫院，即使路途遙遠也必須接受。這可說已經無關乎年齡，即使才20幾歲，只要卵巢機能顯著變差，道理都是一樣。

因此，如同第1章曾提過的，重要的是一開始就該到醫院做檢查，瞭解自己的身體。尤其**濾泡刺激素（FSH）跟卵子庫存量指標抗穆勒氏管荷爾蒙（AMH），都是得知卵巢機能狀態的重要數值。**

首先請試著到專治不孕的醫院接受檢查。如果有好幾家都覺得不錯，就挑第一順位的選項，或者能夠盡早獲得檢查的院所。假使冷不防跑去專治不孕的醫院心裡會感到抗拒，則可以在住家附近的婦女診所接受「婚前健康檢查」。雖然檢查項目會比較少，但比起什麼檢查都不做，能做簡易檢查還是比較好。不過此時請務必確認，檢查後能否得知抗穆勒氏管荷爾蒙（AMH）的數值。

卵巢機能顯著變差的人，經常需要盡早做體外受精。因為不論剩餘卵泡是多是少，最好都要趁還有剩的時候趕緊取卵。

另外需要注意的是，若是早發性停經者或卵巢機能顯著變差者，醫院過去的治療成績通常無法拿來當作參考。治療成績斐然的醫院，大多是透過荷爾蒙補充療法來進行體外受精。不過，**卵巢機能顯著變差者並不適合做荷爾蒙補充療法，大多數案例會比較適合低刺激療法或參考自然週期來取卵。**因此就算根據治療成績選擇了某間醫院，假使這間醫院擅長的治療方法不適合自己的身體狀況，那麼到最後可能還是必須轉院。

● 期望的治療層級

接下來我希望大家考量的是，不孕治療想要做到什麼層級為止。這會使應挑選的醫院有所不同。治療的層級，具體而言如同下述。

- **最多願意做到體外受精。**
- **最多想做到人工授精，但不考慮體外受精。**
- **不想做體外受精或人工授精，只想盡可能自然懷孕（選擇計算黃金受孕期的方式，或做中醫治療）。**

假如願意做到體外受精，那從一開始就要前往專治不孕的醫院就診。這是因為專科醫院治療技術較好，且若要從非專科醫院轉診到專科醫院，有時必須從頭再做一次不孕檢查，這會相對花費更多時間和費用。

另一方面，如果只願意做到人工授精，如同後面即將說明的，考量到治療成績和費用，也就不太有必要考慮各家醫院的差異了。

體外受精部分，我相信有些人「沒辦法花那麼多錢」，亦有人是「不願意做非自然的治療」。

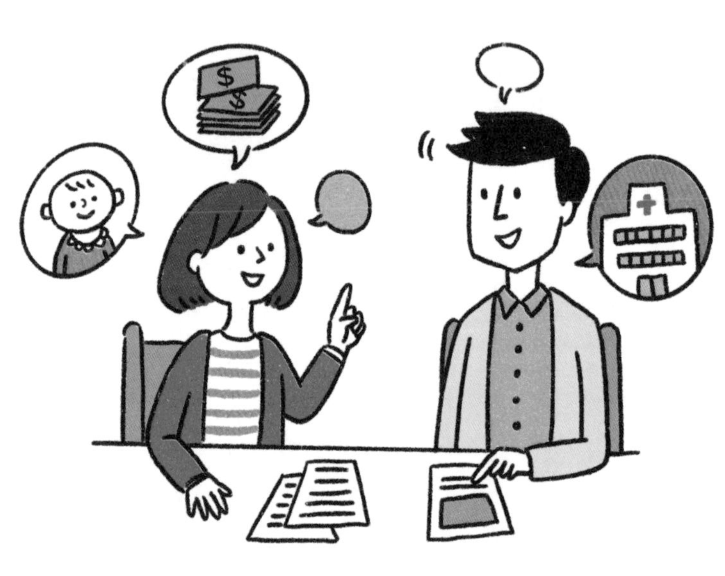

即使花大錢做深度治療也想要孩子；或者想盡可能順其自然，最終就算沒有懷上孩子、只有夫妻兩人一起生活也能接受——該如何選擇，只要合乎每對夫妻的價值觀就可以了。

不過，在開始做不孕治療的時間點，夫妻（伴侶之間）有必要充分討論往後該以怎樣的態度面對不孕治療。而在治療期間碰壁、感到苦惱時，每一回也都要兩個人一起充分討論。

●醫院的治療成績

要做體外受精的人，請確認比較各家醫院在體外受精方面的實際成績（取卵、體外受精到胚胎移植）。拿不出治療成績的醫院，不能說就沒有好的技術，但從「有好的成績自然會昭告天下」的角度來想，**列出實際成績的院所，應可判斷具有較高的技術能力。**

此外，即便同樣都是體外受精，**是否考慮做到顯微受精等最高層級的治療、連取卵都希望做高刺激性的荷爾蒙補充療法，亦或是想做低刺激性或按自然週期的療法，這些都會使判斷院所治療成績的重點有所不同。**有些醫院會按治療方法分門別類，公開列出詳細的實際成績，請試著確認看看。

如果只願意做到人工授精，醫院的治療成績通常就不太重要。這是因為，人工授精跟體外受精的技術層級大有不同，通常必須要達到體外受精以上的高階不孕治療，才會出現治療成績上的差異。

實際上，許多醫院都會公開體外受精的治療成績，公開人工授精治療成績者卻不多見。試著比較有公開數據的醫院，也會發現針對人工授精，每間醫院的治療方法幾乎沒有差異，治療成績通常不會有太大的差別。

● 治療的費用

治療所需的費用，相信就跟治療成績一樣，是相當令人在意的一點。費用方面也跟治療成績相同，體外受精跟人工授精的金額相距甚遠。

人工授精部分，比起專治不孕的醫院，在地婦產科或婦女診所，做起來通常會比較便宜。在專治不孕的醫院做人工授精，日本的行情價約為2萬5000～3萬5000日圓，在地診所等處則經常只需1萬5000～2萬日圓左右。

其實會做的內容項目幾乎都一樣，如同前面說明過的，治療成績也不會相差太多。因此，若只打算做到人工授精的程度，我想在住家或公司附近的婦產科等處進行就可以了。

體外受精的費用，也會依地區和醫院而有差異。大致上每次約在40萬～70萬日圓左右，也有醫院價格更高。在我所居住的地區，從體外受精做到胚胎移植一連串下來的費用，較便宜跟較昂貴的院所，單次價差約在20萬～30萬日圓左右。

近期許多醫院都會公開列出從體外受精到胚胎移植的費用，因此可以比較看看。不過，**通常實際進行時會比表定金額還要花錢。**

這是因為，表定金額通常不會包含取卵前和胚胎移植後所需花費的藥物和檢查等費用。至於為何沒有包含在內，是因為即使都做體外受精，依照患者狀態不同，以及是否需要補充荷爾蒙、或要採用自然週期等治療方法細節上的差異，所需使用的藥物和量、必要的檢查等都會不同。

因此，**如果把荷爾蒙補充治療也列入可能選項，從體外受精到胚胎移植的高階不孕治療，一整套做下來，應該會比表定金額再高出20萬日圓左右。**

此外，展開治療後的歷程，也會使金額產生差異。舉例而言，假使體外受精得到了1顆受精卵，就只能做1次胚胎移植，其後如果沒懷孕，就必須再做體外受精。另一方面，假如採用荷爾蒙補充療法取了數顆卵子，且發育到可移植程度的受精卵有3顆，那麼做1次體外受精就得到3次嘗試胚胎移植的機會。

一般來說，胚胎移植不像體外受精那麼花錢，因此總費用可以壓低。不過，依據成形的受精卵數量，尚需花費冷凍費用。就像這樣，**根據治療的歷程，總費用將會逐漸變動。**

有人做幾次體外受精就懷孕了，也有人做了超過10次。不實際做做看，無法得知結果。**而最多能花費多少預算，夫妻最好也要一同討論。**

● 醫院的交通便利性

醫院的看診時間、等候時間、往返醫院所需的時間，也都是應該審視的要點。邊工作邊做不孕治療的人，必須找工作的空檔前往醫院，因此**能否依照預約時間進入診間、能否在工作結束後前往醫院**就很重要。等候時間通常無法從醫院的官網得知，因此要參考坊間評價。

● 帶著孩子是否ＯＫ、是否附有產科

如果是第二胎不孕的人，是否帶著孩子前往醫院、附近是否有暫時性的托兒設施，將是很重要的考量點。

另一方面，對於從第一胎就得做不孕治療的人來說，在醫院看見小寶寶或許會很難受，為此，該間醫院能否帶著孩子前往，這點最好要事先確認。

此外，有些治療不孕的醫院包含產科。某些醫院很善解人意，會避免讓接受不孕治療者碰見孕婦，但若是在醫院附近看見孕婦就會很難過的人，最好選擇沒有產科的醫院。

相反地，如果希望直到生產都能接受同一間醫院的支援，則是附有產科的醫院比較合適。

●醫師的爲人與員工的應對

醫師的為人和員工的應對，亦是令人在意的點。如果是「希望醫生很溫柔」的人，技術優異卻態度冷淡的醫師可能就不適合；而若是只要治療成績夠好，就不在意醫師性格的人，說不定則很適合。

關於這部分，我想可以參考評價，以便得知患者們的真實感受。不過，有些網站會偏重推薦某些醫院，因此包括懷孕資訊網站、社群媒體等，請別只看一處，要參考不同地方的評價。

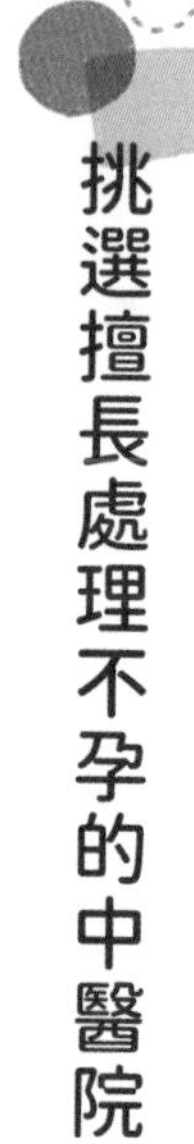

挑選擅長處理不孕的中醫院

接受不孕治療一事，就如同挑選西醫專科醫院很重要一樣，挑選中醫院也很重要。在此我將告訴大家一些重點，以求分辨比較推薦和不甚推薦的中醫院。

中醫院的挑法，就類似於找餐廳。例如，在網路上搜尋會第一個跑出來的餐廳，未必就真的很好吃。這或許只是花了廣告費、很擅長宣傳而已。中醫院也是一樣，有名並不代表真的就是好醫院。

挑餐廳跟挑中醫院的決定性差異，在於**中醫院的好或壞，沒辦法只去一次就知道**。餐廳只要吃過一次，就會知道店裡的餐點好不好吃。而只吃中醫院開立的中藥一小段時間，其實無法判斷該處適不適合自己。因此，在上門之前先查好資料是非常重要的。請試著按下列方式確認看看。

●有在處理的病例、經驗談、實際成績數據

挑選中醫院時，首先該確認的一點，就是**官網上所刊出的病例、經驗談、實際成績數據等。**

有許多病例、經驗談的中醫院，經驗值想必也較高。若有許多人上門諮詢，該處就比較有可能曾經治療過跟妳有著類似體質或煩惱的患者，因此在各方面都會比較讓人放心。

如果官網上沒有這類資訊，那麼也可以參考評價。挑選中醫院時，我建議也要在懷孕資訊網站、社群媒體等處確認各方評價。

●是否熟悉不孕治療？

接著很重要的，是這間中醫院的中醫師是否具有不孕治療的全面知識。高度專業性的部分先不談，**中醫師必須擁有足夠的知識，能在一定程度上說明西醫專治不孕的專科醫院所會執行的治療。**

其實根據西醫專科醫院的檢查數據，能夠推測中醫治療是否順利，某種程度上也可以藉此找出婦科疾病以至於中醫體質。因此中醫院的中醫師，最好要擁有足夠的知識，能從專科醫院的檢查數據看出當事人的身體狀況。

●是否會配合體質和狀態變化來變更中藥？

另外，**如果一間中醫院不會確認當事人的體質和體況變化、醫院檢查數據等，只會一直開出相同的中藥，那就不建議前往。**

中醫一般都會因應每個人的體質，來改變所使用的中藥。服用了適合體質的中藥後，諸如自覺症狀改善（不再容易疲憊、末梢冰冷獲得改善等）、基礎體溫改善（圖表線形出現變化）等，通常都會出現某些好的變化。另外，在西醫專科醫院的治療方面，相信也會帶來變化（荷爾蒙數值改善、可取卵的卵子數增加、受精卵等級提升等）。

當出現這類改善，繼續使用相同藥物通常也不會有問題；但若已經服用一定期間，卻什麼都沒有改善，一般就會變更所使用的中藥。

不過，此種做法只限於每個月會排卵的人，假如是無月經或早發性停經（↓P・178）等特殊案例則不在此列。此外，有時也會碰到一些例外案例，需要花長時間才能改善體質。

我希望大家不要產生誤解，並不是「頻繁變更用藥的中醫院才是好的」。重點不在有沒有變更所使用的中藥，而在於**是否有充分掌握當事人的身體變化，仔細檢討所使用的中藥，隨時予以因應。**

●是否熟知在地治療不孕的專科醫院情報？

中醫院的中醫師，是否熟知在地執行不孕治療的專科醫院及醫師情報，這也是一項要點。

許多中醫院都是在地深耕型，若具有諮詢不孕的豐富經驗，從前來諮詢的客人身上，必定會得知許多該地區不孕治療的相關情報。

如果對在地情報不甚瞭解，有可能其實不那麼常接受不孕治療諮詢，又或者並未認真詢問前來看診的病人。

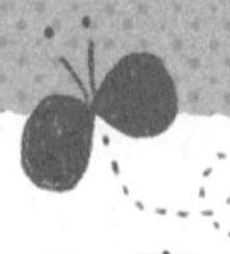

專心改善體質，1年內成功懷孕

30多歲・治療經歷2年

我曾經在另外一間中醫院看診大約1年，但完全沒效。那間中醫院說只要治療1年就會懷孕，我花了超過140萬日圓，最後卻沒懷上孩子。

在這個時候，我在網路上找到大家說治療不孕很厲害的「漢方藥局HERBS」，開始過去看診。我有子宮肌瘤、子宮內膜異位症、卵巢沾黏等各式各樣的問題，在年齡上可能也難以懷孕……聽到這些，我經常都很氣餒。

在西醫院常常都要聽無比殘酷的宣告，所以我的心情總是很低落，但幸虧有谷醫師鼓勵著我，我才有辦法繼續加油，最後順利懷孕了。我覺得光在西醫院做治療，要懷孕是很難的。眞的非常感謝谷醫師。

中醫治療部分

這位小姐或許不適合前一間中醫院所開立的中藥，而有著許多不孕的證型（原因）。到了最後，她所吃的中藥種類跟用量都變多，在當時看診的客人之中，花了最多的治療費用，也花了相當長的時間，才到達足以懷孕的程度。

她有著子宮肌瘤等各類問題，但考量到年齡，我並未治療這些症狀，而是專心協助她改善引發這些問題的中醫體質。

等改善體質到夠好的程度之後，我建議她做體外受精，但第一次胚胎移植並不順利。因此在第二次移植之前，我改用能夠增進血流的中藥以幫助著床，最終她平安懷孕，令人鬆了一口氣。

服用的中藥

我運用了角鯊烯、十全大補湯、溫經湯、當歸建中湯、人參藥品等藥材。在受孕後為防流產，則使用當歸芍藥散等。

第 6 章

造成不孕的疾病與治療方式

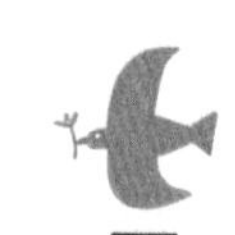

西洋醫學和中醫學都是好夥伴

不少人都會一邊往返專治不孕的西醫專科醫院，一邊做中醫治療。另一方面，也有人出於不願意做人工授精、體外受精，希望能自然懷孕的理由，而選擇了中醫。每個人所選擇的治療方式都不一樣，但我希望大家能夠理解西洋醫學和中醫學各有所長與所短，並懂得活用。這兩者有著怎樣的差異呢？

●西洋醫學的擅長與不擅長

西洋醫學擅長**從目所能視的型態判斷不孕的原因，並給予直接性的治療。**舉例而言，透過超音波畫面確認子宮和卵巢的狀態，透過血液檢查的數值瞭解荷爾蒙的狀態。另外，也會透過手術排除子宮肌瘤等不孕因素，執行體外受精等治療。像這樣使用最新醫學直接將局勢導向受孕，是西洋醫學的處理手法。不過，西洋醫學很難處理影像和數據所呈現不出來的因素。

●中醫學的擅長與不擅長

有不少人在西醫專科醫院檢查不出不孕的原因，受精卵狀態、荷爾蒙數值都不算差，卻沒辦法懷孕。**中醫學可以處理這類眼睛看不見、無法數值化的不孕因素。**這也就是第3章所介紹過的「體質」。每一種體質經常都伴隨著特有的症狀（不適），因此從症狀就能探詢出其根源體質。**這類體質因素在西洋醫學上，經常會被判定爲「原因不明」的不孕因素。**

舉例而言，假使有「容易疲憊」的症狀，接受西洋醫學的檢查時，內臟並無異常也沒貧血等問題，就不具有明確的治療方法，而且也不會認為這跟懷孕有關。另一方面，在中醫學上，「容易疲憊」的症狀常顯現於氣虛的人身上，氣虛則被視為不孕的一大因素。因此，也就可以用改善氣虛的中藥和養生法來緩解不適。在很多案例中，當事人隨後就因此得以懷孕了。

當然，中醫學並不是萬能的。如果具有重度的巧克力囊腫和子宮肌瘤等，必須以手術物理摘除的不孕因素，或者是男性重度不孕（無精症等）的情形，仍舊必須透過西洋醫學來治療。

中醫學和西洋醫學，在探詢不孕因素的觀點、對起因的處置等方面皆不相同，因此**西醫上找不到的原因，可以透過中醫找到；在西醫上未見改善的不適，可以透過中醫來改善。**當然，也有可能倒過來。**西洋醫學跟中醫學並非相互對立，而是可以彼此互補的學問。**

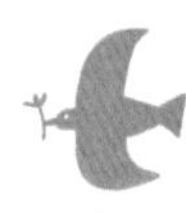

不孕的3種原因和主要疾病

從這裡開始，我將會談論造成不孕的疾病（主要為婦科疾病）概要、基礎體溫的傾向，以及基本中醫治療跟西醫專科治療的配合方式。

首先，在閱讀後面的篇幅之前，或讀完之後，**請務必到西醫專科醫院接受不孕症檢查。**就算檢查沒有問題，也可能隱藏著檢查不出來的因素，因此若有不正常出血、異於平時的分泌物、數度流產等情形，就請向西醫師和中醫師諮詢。

我也會列出每種疾病的基礎體溫傾向，就算覺得自己的基礎體溫很接近某一類型，也別自行判斷，同樣請到專科醫院接受檢查。

造成女性不孕的主要疾病

女性的不孕原因	西洋醫學上會處理的主要疾病
與排卵相關	多囊性卵巢症候群(PCOS)、高泌乳素血症、濾泡期變短、早發性停經(早發性卵巢衰竭)、巧克力囊腫(子宮內膜異位症) 等
與著床相關	黃體機能不全、子宮肌瘤、子宮腺肌症(子宮內膜異位症)、子宮內膜瘜肉、子宮畸形 等
其他要因	輸卵管阻塞、不育症、甲狀腺機能亢進症(葛瑞夫茲氏病)、甲狀腺機能低下症(橋本氏病)、子宮頸黏液分泌不足、抗精蟲抗體、功能性不孕症(原因不明) 等

此處所介紹的中醫處置，是我們漢方藥局所推薦的做法。不同中醫師也可能有其他做法，因此若要接受中醫治療，請到自己所選擇的中醫院諮詢相關的治療方法。另外，這裡所談論的情形，是將年紀設定為超過35歲、必須爭取時間治療的患者。

女性不孕的相關疾病，可以分成「無法排卵」、「受精卵無法在子宮著床」、「其他」這3種不孕原因。事實上，也有一些疾病跟排卵、著床這兩者具有複合性的關聯。那麼接下來，我將逐項說明其中的代表性疾病。

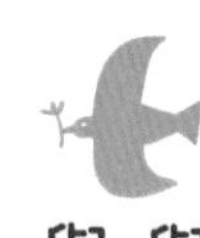

與排卵相關的婦科疾病特徵與中醫處置

多囊性卵巢症候群（PCOS）

這是卵泡無法順利發育造成無法排卵，或卵巢外膜（白膜）變厚導致難以排卵的疾病。特徵包括月經異常（稀發型月經或無月經）；做超音波檢查可見許多10公釐尺寸的小型卵泡，呈念珠狀串連；濾泡刺激素（FSH）的數值正常，但黃體刺激素（LH）數值飆高等。

●基礎體溫的傾向

會出現**低溫期偏長**（↓P・49）、**低溫期基礎體溫偏高**（↓P・51）等傾向。

此外，**若進一步惡化，則會變成稀發型月經（月經週期超過39天）或無月經（超過3個月以上無月經來潮的狀態）**，**基礎體溫會變得高低不分明**（↓P・60）。

●中醫與西醫治療的配合方式

若程度輕微，有時光靠中醫就能改善。許多案例即使在西醫專科醫院接受治療仍舊無法排卵，使用中藥後卻開始能夠排卵。不過，若是重度排卵障礙者，有時也會建議中西醫並行的治療方式。

多囊性卵巢症候群患者的生理期會很不順，極晚來潮，在中醫上經常屬於**瘀血**體質，通常會使用驅瘀血劑來改善瘀血。

高泌乳素血症

這是泌乳素在懷孕或授乳期間以外的時候增量的疾病。泌乳素是促進產生母乳的荷爾蒙，通常會在懷孕後至授乳期分泌。泌乳素除了促進母乳分泌之外，也具有抑制排卵、防止下一次懷孕的功能，因此若罹患此病，即會**出現生理期不順的情況，嚴重時亦可能演變成無排卵。**

●基礎體溫的傾向

若程度輕微，圖表上的低溫期會徐徐上升至高溫期（↓P・54）。若在罕見情況下**演變成重症，則可能形成無排卵、無月經，在圖表上高低溫期不分明**（↓P・60）的狀況。

●中醫與西醫治療的配合方式

如果年齡較大，並且在體質上需要接受中醫治療，大多會先以西醫專科治療為優先。其中，亦有案例出於副作用停止服用西藥，改吃中藥來處理。就中醫觀點，高泌乳素血症屬於**氣滯（肝氣鬱結）混合瘀血的狀態**，因此會使用促進氣機循環的中藥，以及幫助血流順暢的中藥。

濾泡期變短

如同其名，**濾泡期（低溫期）會變短。**這是隨著年齡增長，在卵巢機能變差的過程中會發生的症狀。卵巢機能變差，卵泡就會長不好，且雌激素會減少分泌。這樣一來，腦下垂體就會分泌比平常還多的濾泡刺激素（FSH）。這會促進卵泡的發育，使成長變得快速，但卵巢機能變差才是一切問題的始作俑者，因此卵子品質可能會很差，也就容易變得難以受孕或發生流產。此疾病除了月經週期縮短之外，並沒有其他特別的自覺症狀。

●基礎體溫的傾向

低溫期變短，月經週期本身也縮短（→P・50）。從超過40歲、卵巢機能開始逐步變差的時期開始，低溫期就會有變短的傾向。

●中醫與西醫治療的配合方式

許多案例都能透過中醫來治療，但若單就中醫並不足夠時，也會建議並行西醫專科治療。按情況不同，有時會建議某些人使用中藥，同時提升專科醫院治療的層級（體外受精等）。濾泡期變短，在中醫學上有極高的可能是**腎虛**和**血虛**，通常會分別施以中藥來治療。

早發性停經（早發性卵巢衰竭）

早發性停經（早發性卵巢衰竭），是**不到40歲（或43歲）就停經的狀態**。有的人除了沒生理期之外，並沒有其他症狀；也有人會出現更年期障礙的症狀或不正常出血。基本上月經不會來潮，因此是重度的生理期不順，屬於不孕症。

● **基礎體溫的傾向**

基礎體溫圖表會持續處於平坦、高低溫不分明的狀態（↓P‧60）。有些人亦可能每年數次轉變為高低溫分明的狀態（稀發型月經～無月經）。

● **中醫與西醫治療的配合方式**

早發性停經是相當棘手的狀態，我認為必須並用中醫治療和西醫專科治療。另外，中、西醫院的挑選也非常重要，應選擇有實際成績、具高度專業性的院所。在中醫理論上，這應是**重度的腎虛**或**血虛**，抑或是**氣滯（肝氣鬱結）**的狀態，會分別施以中藥來治療。

巧克力囊腫（子宮內膜異位症）

這是子宮內膜組織長在非子宮腔內位置的疾病。長在卵巢內稱為**巧克力囊腫**，長在子宮肌肉層內則以**子宮腺肌症**（↓P・183）的病名稱呼。巧克力囊腫是子宮內膜長在卵巢內，每逢生理期就剝落出血，累積成巧克力色，而有這個稱呼。罹患此病會導致難以排卵。另外，當卵巢周遭因癒合而發生沾黏，亦可能導致排卵後的卵子無法順利進入輸卵管內，演變成「輸卵管取卵機能障礙」。這也是不孕的一大因素。

●基礎體溫的傾向

低溫期體溫偏高、期間偏短，高溫期體溫也容易偏高（↓P・91下圖）。另外，**就算生理期開始來潮，基礎體溫的高溫期亦可能持續偏高數天。**

●中醫與西醫治療的配合方式

若症狀輕微，不妨嘗試以中醫治療。要是伴隨沾黏的重度子宮內膜異位症、伴隨排卵障礙的巧克力囊腫，或因巧克力囊腫妨礙取卵等，就應以手術處理為優先。

不過，做手術時有應當注意的要點。倘若手術大幅切除病灶部位，卵巢內的卵泡也會被清除掉，導致卵泡庫存數減少。在造訪我們漢方藥局的客人之中，也有好幾位推測是在巧克力囊腫手術後演變成早發性停經。如果必須做手術，記得要先告知有懷孕的打算，並跟負責的醫師仔細討論手術的進行方式。

子宮內膜異位症，中醫學基本上視為**瘀血**，會使用幫助血流順暢的中藥。治療後生理痛的主要症狀經常可以改善，沾黏和反覆發炎的症狀亦可能停止。不過只要長過一次，沾黏就無法清除。

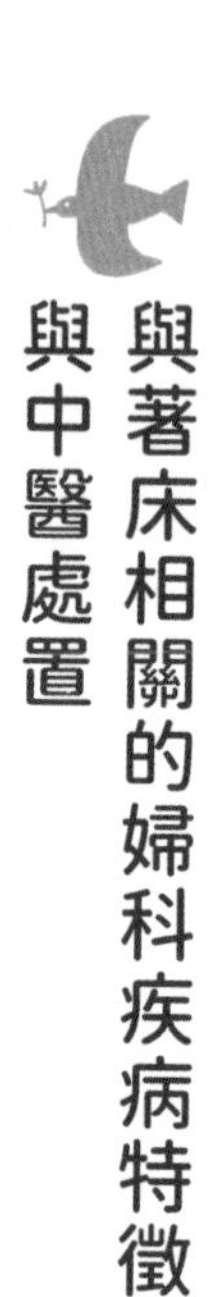

與著床相關的婦科疾病特徵與中醫處置

黃體機能不全

這是**卵巢機能在某些因素的影響之下變差，所引發的疾病**。當中，有黃體素（Progesterone）分泌過少所引起的案例，也有黃體素無異常，子宮內膜本身運作卻出現異常的案例。罹患黃體機能不全，**子宮內膜就會產生問題，使受精卵難以著床。**不太會出現自覺症狀，通常必須在西醫專科醫院接受檢查，或測量基礎體溫才可得知。不過情況如果惡化，有時會造成**不正常出血或頻發型月經**等。

●基礎體溫的傾向

一旦罹患黃體機能不全，就**很難維持在高溫期**。因此會出現高溫期無法到達36・7℃、高溫期天數未滿12天（或10天）或者偏短、低溫期和高溫期的差距不到0・3℃等情形。圖表線形會出現**基礎體溫在高溫期暫時下降**（↓P・58）、**高溫期天數偏短**（↓P・55）、**高溫期體溫偏低**（↓P・57）、**跟低溫期變得沒有差異**等。

●中醫與西醫治療的配合方式

黃體機能不全是中醫學的擅長領域。這在中醫理論中視為**血虛**或**氣虛**、**腎虛**狀態，會使用可改善這些情形的中藥。在西醫專科醫院，有些案例會使用排卵誘發劑，或在高溫期內服黃體素、注射促性腺激素藥物等。這些治療有可能改善基礎體溫，但也可能不夠充分。當基礎體溫改善後仍未懷孕，或並未充分改善，以中醫手法處理病因經常可以改善基礎體溫，進而懷孕。

子宮肌瘤

子宮肌瘤是**子宮長出良性腫瘤的疾病**。超過30歲後，有2至3成的人都會發生。起因並不明朗，但在停經後就會縮小，因此一般相信跟女性荷爾蒙有著關聯。

對不孕的影響，會依生長位置、大小、數量而有不同。子宮肌瘤分成漿膜下肌瘤（長在外側的肌瘤）、黏膜下肌瘤（長在內側的肌瘤）、肌層內肌瘤（長在肌肉層的肌瘤）等3種。黏膜下肌瘤長在子宮內膜下方，因此容易妨礙著床；肌層內肌瘤則視位置和大小而異。一般認為漿膜下肌瘤跟不孕不太相關，但我認為尺寸較大者全部都會影響不孕。

症狀也會依尺寸、數量、生長位置而有差異，甚至有人完全沒有症狀。大部分的症狀包括月經過多、激烈生理痛和腰痛等，肌瘤變大後壓迫膀胱會導致頻尿，壓迫大腸則會導致便祕，若影響到下肢血管，亦可能引發靜脈瘤或水腫。

●基礎體溫的傾向

這在中醫理論上屬於瘀血，感覺上應該會呈現出瘀血的基礎體溫，但實際上經常並未如此，因此**從基礎體溫很難推測子宮肌瘤的可能性**。

●中醫與西醫治療的配合方式

治療的方式會按肌瘤大小、位置、數量而異。亦可能透過中醫手段治療，但尺寸較大者，或即使尺寸不大，卻是黏膜下肌瘤、肌層內肌瘤等情形，由於可能影響到著床，假使年齡較大、已有時間壓力，通常還是會建議做手術。

時間上還很充裕的人、不想做手術的人，也可以只靠中藥治療，若是小顆的肌瘤，有可能在短期內消失。這在中醫觀點上屬於**瘀血**，因此一般會使用桂枝茯苓丸等具驅瘀血作用的中藥。

子宮腺肌症（子宮內膜異位症）

這是**子宮內膜的腺組織長在子宮肌肉層，所引發的一種子宮內膜異位症**，每逢生理期，在肌肉層內部也會發生跟生理期相同的情形，因此會反覆發炎和沾黏。最終會使子宮不再具有原本的功能，一般認為會更容易發生著床障礙。另外，若生長在輸卵管周圍，輸卵管跟組織沾黏，將是引發輸卵管阻塞（↓P・185）的原因。

基礎體溫的傾向

跟巧克力囊腫（↓P・179）一樣，**低溫期體溫偏高、期間偏短，高溫期體溫也經常偏高**（↓P・91下圖）。另外**在月經結束之後，高溫期仍可能持續數天**。

中醫與西醫治療的配合方式

不同於巧克力囊腫，子宮腺肌症通常會選擇透過中藥來治療。這是因為想懷孕的子宮腺肌症患者，即使去西醫專科醫院也很難治療。某些病情做手術會有風險，因此可能被建議不要做。是否要在西醫專科醫院做治療，必須跟負責的醫師討論，最終結果每個案例往往都不相同。

中藥部分跟巧克力囊腫一樣，會使用**治療瘀血的驅瘀血劑**。

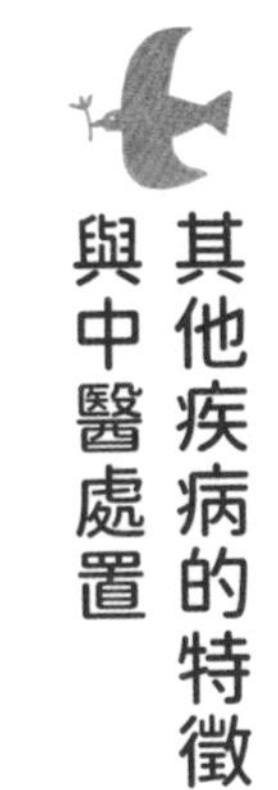

其他疾病的特徵與中醫處置

輸卵管阻塞

這是**輸卵管阻塞不通的疾病**，會導致精子和卵子無法受精。起因尚未完全瞭解，但應是由子宮內膜異位症、感染等所引發。通常不會有自覺症狀，要等到做不孕檢查以後才會發現。

● 基礎體溫的傾向

輸卵管阻塞的基礎體溫，也會有**從低溫期緩緩升至高溫期**（↓P・54）的傾向。

● 中醫與西醫治療的配合方式

許多案例光靠中醫手段就能治療，但若輸卵管周邊有沾黏，情況可能就會很棘手。最好前往擅長此類治療的中醫院做處理。

在中醫觀點上，起因主要是瘀血（血液阻滯）和水毒（水的積滯）。因此必須改善血液流動、去除多餘水分，對瘀血會施以活血藥桂枝茯苓丸，對水毒則常使用二陳湯系統。

西醫治療部分可以做輸卵管鏡下形成術（FT），這是一種能夠立即見效的治療方法，但由於不會針對成因予以治療，數年內仍有復發的風險。復發的人，我覺得中藥或有一試的價值。

輸卵管阻塞的原因若是子宮內膜異位症等，就算做手術也有再度沾黏的風險，因此有時進一步採用體外受精等方式會較為妥當。

不育症

這是指**流產（未滿22週）、死產（22週後）、新生兒死亡超過2次的情形**。在不育症之中，流產超過3次尤稱「習慣性流產」。主要的原因，包括受精卵染色體異常、子宮形狀異常、子宮位置異常（子宮後屈等）、子宮肌瘤、子宮內膜異位症、子宮腔沾黏症、子宮頸無力症、抗磷脂質抗體症候群、黃體機能不全、甲狀腺機能低下症等。一般而言，流產3次就會是檢查對象，有些醫院在第2次時尚且不會檢查。不過如果年紀較大，只要曾有過1次出現心跳後的流產，我覺得最好還是要接受檢查。

●基礎體溫的傾向

不育症有各式各樣的起因，因此，基礎體溫的線形也類型繁多。很遺憾，從基礎體溫很難推測出不育症。

●中醫與西醫治療的配合方式

假如在西醫專科醫院檢查找不出原因，卻反覆流產或死產，原因經常出在中醫體質。容易流產的體質包括**瘀血**、**血虛**、**氣虛**、**腎虛**，但抗磷脂質抗體症候群等免疫異常的起因，也有可能是**水毒（身體內部有水囤積、水分循環不佳）**體質。當不育症的原因很明朗（尤其是抗磷脂質抗體症候群等），就會以中藥治療到懷孕為止。懷孕後務必要到西醫專科醫院做治療，同時一邊服用中藥為佳。

甲狀腺機能亢進症（葛瑞夫茲氏病）

這是**甲狀腺素分泌過剩的疾病**，最具代表性的是一種自體免疫疾病「葛瑞夫茲氏病」。甲狀腺素具有使身體新陳代謝活躍的效用，分泌過剩會引發各式各樣的症狀。主要症狀包括手腳發抖、心跳變快、心悸、多汗、體溫上升、興奮、口渴、食慾增加、體重減少、呼吸過喘等。據信葛瑞夫茲氏病會造成不育症。

●基礎體溫的傾向

甲狀腺機能亢進症（葛瑞夫茲氏病）的基礎體溫，**低溫期和高溫期都容易偏高**（→P・51）。

●中醫與西醫治療的配合方式

靠中醫也可以治療，但若年齡較大、已有時間壓力，或體質上原本就已經需要其他種類的中醫治療，則通常會以西醫專科治療為優先。在中醫觀點上，其起因經常是**氣滯（肝氣鬱結）**、**水毒**和**瘀血**等，會針對這些項目施以中藥治療。

甲狀腺機能低下症（橋本氏病）

這是甲狀腺素分泌過低，造成新陳代謝變慢的疾病。最具代表性的是自體免疫疾病「橋本氏病」。當新陳代謝變慢，將會引發各式各樣的症狀。主要症狀包括強烈倦怠感、無力、皮膚乾燥、低體溫、少汗、水腫、體重增加等，這些症狀有時會被誤診為憂鬱症。據信橋本氏病是不孕症和不育症的原因之一。

●基礎體溫的傾向

基礎體溫的**低溫期和高溫期都容易略微偏低**（↓P・53）。

●中醫與西醫治療的配合方式

跟甲狀腺機能亢進症（葛瑞夫茲氏病）一樣，如果年紀較大，多會以西醫專科治療為優先。中醫方面則會執行**瘀血**、**氣滯（肝氣鬱結）**和**水毒**的治療。

結語

讓妳的懷孕計畫不留遺憾

感謝妳一路讀到最後。

這次寫書時，許多人都說「我想知道能具體幫助懷孕的食物」、「請告訴我更能受孕的祕訣」，諸如此類，提出了各式各樣的心願。當妳閱讀這本書時，或許也感到相當在意：「書裡沒有寫到某種食材和健康療法，所以實際上到底有沒有效呢？」

在網路和書籍裡頭所列出的、號稱能夠「助孕」的事項當中，確實有一些能夠產生效用。不過，效果越強勁的東西，要熟練運用就越發困難。因此在這本書中，我刻意不寫出雖有一定效果，卻很難徹底運用的選項。

不孕治療必須跟時間賽跑，因此在5年後、10年後，無法從頭再做一次相同的治療。正因如此，我才希望大家的懷孕計畫能夠不留遺憾。

打造「懷孕體質」很重要的一點，就如同我在「前言」中曾經提過的，不該輕信「這樣做應該有幫助」的說法，而要找出「適合自己」的懷孕計畫，踏踏實實地持之以恆。

由於渴望扮演大家懷孕計畫的助力，我寫下這本書，以傳達出必要的觀點和方法。但我並不曉得，本書內容到頭來是否符合妳的期待。即使如此，我仍希望這本書能替想懷上小寶寶的妳產生助益。而妳一路累積至今、各種令人尊敬的努力，我也盼望終能開花結果。

最後，我想對下面列舉出的所有人，摯上由衷的謝意。辰巳出版集團惠賜出版機會予我的廣瀨和二社長。責任編輯村田繪梨佳小姐。在我撰文時提供支援的村山悠先生。即使超過了截稿期限，仍然一路陪伴著我，直到打造出滿意內容的編輯河西泰先生、深谷美智子小姐。我的中醫導師，太陽堂漢藥局的木下順一朗老師。為計畫懷孕忙碌不已，卻仍願意給我建議、寄送經驗談給我的大家。還有，製作本書時關照我的每一個人。

深深感謝。

谷 裕一郎

谷 裕一郎

1967年生於廣島縣。藥劑師、國際A級中醫師。關東傳統中醫研究會、日本東洋醫學會會員。1991年自鳥取大學農學部畢業後，1999年以第一名成績自北海道醫療大學藥學部畢業。大學畢業後，目標攻讀中醫學，師事吉祥寺東西藥局（東京都）已故的猪越恭也醫師，2003年起擔任該藥局的局長。其後深受日本傳統中醫吸引，師事太陽堂漢藥局（福岡縣）的木下順一朗醫師。2005年於廣島市開設「漢方藥局HERBS」，提供符合個人體質的細膩中醫治療，並以不孕治療相關的深度知識，支援約400人的懷孕計畫至今。興趣是邊走邊吃，愛吃的東西是白飯，最重視的一句話是「有志者事竟成」。

・漢方藥局HERBS
https://kanpo-herbs.com/

STAFF
編輯協助　河西 泰／深谷美智子（le pont）／村山 悠
書籍設計・插畫　藤塚尚子（e to kumi）

＊主要參考文獻
《不孕症的治療科學》（晨星）、《The Fertility Diet》（McGraw-Hill Education）、《卵子の老化に負けない「妊娠体質」に変わる栄養セラピー》（青春出版社）

大齡女子也能打造好孕體質

中醫師當妳的神隊友，難孕、不孕體質輕鬆調！

2020年10月1日初版第一刷發行

作　　者　谷裕一郎
譯　　者　蕭辰倢
封面設計　水青子
編　　輯　陳映潔
發 行 人　南部裕
發 行 所　台灣東販股份有限公司
＜地址＞台北市南京東路4段130號2F-1
＜電話＞（02）2577-8878
＜傳真＞（02）2577-8896
＜網址＞http：//www.tohan.com.tw
郵撥帳號　1405049-4
法律顧問　蕭雄淋律師
總 經 銷　聯合發行股份有限公司
＜電話＞（02）2917-8022

國家圖書館出版品預行編目資料

大齡女子也能打造好孕體質：中醫師當妳的神隊友，難孕、不孕體質輕鬆調！／谷裕一郎著；蕭辰倢譯. -- 初版. -- 臺北市：臺灣東販, 2020.10
192面；14.7×21公分
ISBN 978-986-511-486-2（平裝）

1.不孕症

417.125　　109013133